Irmgard R. M. Rauscher
Feuerroter Wandel

Irmgard R. M. Rauscher

FEUERROTER WANDEL

Orientierung für Frauen
in den Wechseljahren

Kösel

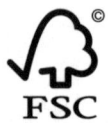 **Mix**
Produktgruppe aus vorbildlich bewirtschafteten
Wäldern und anderen kontrollierten Herkünften
www.fsc.org Zert.-Nr. GFA-COC-1298
© 1996 Forest Stewardship Council

Verlagsgruppe Random House FSC-DEU-0100
Das für dieses Buch verwendete FSC-zertifizierte Papier
Munken Print White liefert Arctic Paper

Umschlag: Elisabeth Petersen, München
Umschlagmotiv: Zefa Images, Düsseldorf: P. Adams
Druck und Bindung: Kösel, Krugzell
Printed in Germany
ISBN-10: 3-466-30711-2
ISBN-13: 978-3-466-30711-1

www.koesel.de

INHALT

VORWORT

Was hat mich bewogen, ein Buch über die Lebensmitte zu schreiben? Nichts anderes, als dass ich mich selbst in meiner Lebensmitte befinde, und solange ich auch gesucht habe, kein Buch gefunden habe, in dem ich auch nur annähernd das gelesen habe, was mich jetzt zu diesem Zeitpunkt, an diesem *Übergang in eine neue Lebensphase,* bewegt.

Ich habe viele Bücher gefunden, in denen detailliert alle Symptome der so genannten Wechseljahre aufgelistet werden und wie Frau sie am besten und effektivsten beseitigt. Bücher, in denen zu lesen ist, wie Frau wieder in den Job einsteigen kann, wie sie reisen soll, wie sie sich vorteilhaft kleiden soll, wie sie ihr Geld am besten anlegt, wie sie sich selbst verwirklicht usw. Ich habe kein Buch gefunden, in dem ich mich selbst erkannt hätte, das mir Hoffnung und Freude vermitteln konnte auf die Jahre, die da kommen und vielleicht auch Trost, denn bei so manchem beschleicht mich auch ein wenig Angst. Ich habe keine Nahrung für die Seele und den Geist entdeckt.

Ich habe in vielen Büchern und Quellen alten Wissens geschürft und meine Essenz für die Lebensmitte ist in dieses Buch eingegangen. Nun hoffe ich, dass Sie etwas von sich und für sich in diesem Buch wiederfinden.

Während ich diese Zeilen schreibe, sitze ich im Wintergarten und lasse mich von der frühlingshaften Natur des Alpenvorlandes inspirieren, schreibe Worte nieder, die irgendwie schon vorhanden sind und nur noch aufs weiße Papier gebracht werden wollen. Ich schau mir selbst dabei zu und mein Herz schlägt vor erregter Wonne. Ja, so kann und darf Arbeit auch sein, voller Vision, Begeisterung und Zufriedenheit. Genauso kann und darf auch Geldverdienen sein. Dazu müssen wir allerdings die einschränkenden Sätze unserer Kindheit vergessen, die da lauten »Ohne Fleiß kein Preis« und »Im Schweiße deines Angesichts ...«

In all unserem Sein und Handeln zeigen sich innere Einstellungen, Überzeugung und Glaube. Mit der Macht über die eigenen Gedanken und den eigenen Verstand haben wir ein unschlagbares Mittel, es uns selbst entweder gut oder schlecht gehen zu lassen. Glück und Zufriedenheit können nicht durch äußere Umstände dauerhaft erreicht werden, das wissen wir alle, und doch verbringen wir so viel Zeit damit, genau dort zu suchen, wo wir es bestimmt nicht finden.

Irgendwann halten wir inne im täglichen Treiben und es geschieht etwas, das uns wieder mit dem Eigentlichen in Kontakt bringt. Oft ist das eine ernsthafte Krankheit, die entweder uns selbst betrifft oder jemand aus dem Freundes- und Bekanntenkreis, oder wenn jemand, der für uns wichtig ist, stirbt. Spätestens dann, wenn wir am Grab eines uns nahen Menschen stehen, stellt sich die Frage nach dem Sinn des Lebens und dem, was Menschsein ausmacht.

Dieses Buch will Sie zum Innehalten anregen und zu einer Verlangsamung des Tempos, mit dem wir auf dem Lebensweg üblicherweise voranschreiten. Im Strudel des oberflächlichen und vordergründigen Alltagsstresses übersehen wir oftmals das Wesentliche. Ein Wesentliches ist zum Beispiel, dass Sie den Weg, den Sie gehen wollen, selbst wählen können. Sie entscheiden, wem und was Sie Energie verleihen, Sie entscheiden, welche Person Sie sein wollen. Dann können Sie wie die Hopi-Indianer sagen: Wir sind die, auf die wir gewartet haben.

Dieses Buch versteht sich als Schwellenbegleiter von einer Lebenshälfte in die nächste. Wir können nun schon auf ein paar Jahrzehnte gelebten Lebens zurückschauen, auf Kindheit, Jugend, junges Erwachsensein. Wir nehmen mit, was gut war und ist, und wir legen ab, was schwer war, was uns nicht gehört, was nicht mehr passt und was nicht mehr richtig ist. So wird das Reisegepäck leicht, das Joch sanft, die Last süß. Befreit und voller Wagemut halten wir Einzug in die kommenden Jahre.

Sie haben das Recht, das Leben leicht zu nehmen, entgegen aller anders lautenden Aussagen!

LICHT IM SCHATTEN

Auf der sonnendurchfluteten Terrasse einer griechischen Taverne auf der Insel Lesbos fiel mir wieder ein, wie es war, als dieser alte versteinerte Baum zu mir sprach. Auf Lesbos gibt es ein Areal, in dem Geologen zwanzig Millionen Jahre alte Bäume entdeckt haben. Dieser so genannte versteinerte Wald wurde für den Betrachter mit Wegen, Treppen und Sitzgelegenheiten ausgestattet, wie ein Freilichtmuseum.

Der alte Baum stand noch immer halbwegs aufrecht. Hinter einer Absperrung, bestehend aus einem hölzernen Gatter, lehnte er mit der Rückseite an einem aufgeschichteten Erdwall. Aus demselben wurde er vermutlich von Geologen vor einigen Jahren freigelegt.

Der alte Baum besaß ein Gesicht. Es sah aus wie ein eulenhaftes, weises, indianisches Gesicht. Der Baum wandte den Besuchern vor dem Holztor sein Profil zu.

An das Gatter gelehnt, spürte ich die besondere Aura der Kraft, die von ihm ausging. Ein paar Meter entfernt und erhöht stand ein Pavillon aus Holz, innen mit roh gezimmerten Bänken, der in der flirrenden Julihitze einigen Schatten bot. Dort wollte ich dem alten Baum nahe sein.

Ich setzte mich so, dass ich dem Baum schräg gegenüber saß und mein Blick ungehindert auf ihn fallen konnte. Ich sah ihn lange an. Nach einer Weile schloss ich die Augen und sah ihn vor mir im inneren Bild. Jetzt stellte ich mir vor, wie er vor zwanzig Millionen Jahren hier an diesem Platz stand. Noch nicht zu Stein geworden, vielmehr aus warmem, duftendem Holz hoch aufragend, bis fast zum Himmel hinauf. Mit einer Krone aus saftigen dunkelgrünen Blättern und starken Ästen, in denen sich der milde mediterrane Südwind gerne verfing. In das leise Rauschen der Blätter, die sich dem Wind zum Spiel hingaben, tönte auf einmal die tiefe und gewaltige Stimme des Baumes:

> *Ich bin Teil des Urgrunds. Ich bin eine Säule Gottes. Ich gehöre zu Gottes Kirche.*
>
> *Ich habe eine Botschaft für dich:*
>
> *Du Mensch, altere in Liebe, werde alt in Liebe.*
>
> *Der Himmel blaut auch über Altem!*
>
> *Die Schönheit des Alters ist unvergleichlich!*
>
> *Alles und Jedes besitzt seine eigene strahlende Schönheit!*

Ja, dachte ich, so wie du, alter Baum. Du bist in Liebe gealtert, sogar zu Stein geworden in Liebe! Du zeigst mir, wie es sein kann, in Würde und Liebe älter und alt zu werden und immer noch wunderschön zu sein.

Das war eine essenzielle Botschaft für mich. Denn seit geraumer Zeit beschäftigte ich mich gedanklich immer wieder mit dem Älterwerden. Ich öffnete meine Augen und es war mir, als hätte sich sein eulenhaftes Gesicht verändert. Es war lebendig geworden. Das versteinerte Antlitz strahlte einen würdevollen Frieden aus. Etwas von diesem Frieden spürte ich wie ein Echo in meinem Herzen wieder. Ich war ein kleines Menschenkind und mit meinen 46 Jahren Erfahrung auf dieser Erde im Vergleich zu ihm bedeutungslos jung.

Dankbar für sein kostbares Geschenk erhob ich mich, verabschiedete mich von ihm mit einer Verneigung vor seiner Größe und ging meiner Wege.

Dieses Friedliche in meinem Herzen ist geblieben und ich hüte es seitdem als Schatz.

* * *

Mittlerweile ist es auf der Terrasse heiß geworden, die mittägliche Sonne dringt durch den gestreiften Markisenstoff der Taverne. Ich sitze nicht mehr so bequem, der Rücken schmerzt und die Musik, die aus dem Lautsprecher dröhnt, beflügelt mich nicht, sie lässt mich die Flucht ergreifen. Mein Musikgeschmack hat sich verändert und meine Ohren sind älter geworden. War ich früher eine eifrige Diskogängerin und Tänzerin bis in die Morgenstunden, so sträuben sich jetzt meine Ohren bei Technoklängen und extremer Lautstärke. Sie rächen sich mit einem hohen Klingelton, wenn ich schlafen möchte. Ich glaube, meine Ohren mochten das damals genauso wenig wie heute, nur damals ignorierte ich das. Überhaupt ignorierte ich so manches, was mich von einem vermeintlichen Spaß abhalten wollte. Zu jener Zeit schmeckten mir Zigaretten und je länger die Nacht, desto höher die Anzahl der gerauchten Kippen. Wie es dem feinen Flimmerepithel in meinen Bronchien erging, daran verschwendete ich keinen Gedanken.

Wie ich so an einem schattigeren und bequemeren Platz sitze, meine Gedanken in die Vergangenheit schweifen lasse und mir die durchfeierten Nächte vorstelle, beobachte ich die Menschen um mich herum. Auch hier rauchen viele, vor allem Frauen. Mit gewölbter Hand, die Flamme des Feuerzeuges vor dem Wind schützend, und gebeugtem Kopf wird die Zigarette angezündet, der Rauch tief in die Lungen gezogen und beim Ausatmen des Rauches hebt sich der Blick und sucht die weite Ferne. Der Blick zum fernen Horizont wiederholt sich fast bei jedem Zug. In diesen Blicken liegt eine unbestimmte Sehnsucht. Jetzt, seitdem ich nicht mehr rauche, weiß ich, dass ich damals eine Leere in mir hatte und auch eine Traurigkeit, die sich mit den Zigaretten gut kaschieren ließ. Heute kann ich Zigarettenrauch nicht mehr ausstehen, so ändern sich die Dinge.

Meine Sehnsucht galt meinem leiblichen Vater, mit dem ich nicht aufgewachsen bin. Erst im Alter von achtunddreißig Jahren hatte ich mich auf die Suche nach ihm begeben. Ich wuchs mit meiner Mutter und ihrem Mann auf, von dem ich bis zu meinem fünfzehnten Lebensjahr geglaubt hatte, er sei mein Vater. Eines Tages flog das Geheimnis auf. Seinerzeit war es schmerzlich und erleichternd zugleich. Am Rande meines kindlichen Bewusstseins hatte ich immer gespürt, dass etwas fehlte, dass etwas in der Beziehung zu ihm anders war als zu meiner Mutter. Mit fünfzehn Jahren erfuhr ich den Grund. Damals tat ich das als unwichtige Tatsache ab und versicherte meinem Ziehvater, dass er der Wichtigere sei.

Ich wollte vermutlich das familiäre Gefüge nicht gefährden und tat so, als sei alles wie vorher. Alle Gefühle, die dazu nicht passten, unterdrückte ich und wappnete mich gegen den Schmerz mit einem dicken Fell, mit Lebenshunger, Zigaretten und suchtartigen Beziehungen. Die Phase dieser Unbewusstheit dauerte ziemlich genau bis zu meinem dreißigsten Geburtstag. Äußerlich erwachsen, innerlich wie ein verlorenes Kind, begann ich an psychologischen Selbsterfahrungskursen teilzunehmen.

Langsam fand ich Zugang zu meinem tief vergrabenen Schmerz, zu meinen unterdrückten Gefühlen, zu Wut und Verlassenheit, und Schritt für Schritt lernte ich mich selbst besser kennen. Ich fand Kontakt zu mir und meinem Wesen und wachte wie aus einem langen, verwunschenen Dornröschenschlaf auf.

Meine Beziehungen wurden zunehmend gesünder, die Anzahl der Zigaretten reduzierte sich, meine Gefühle wurden von mir bewusst wahrgenommen und nicht mehr verdrängt. Phasen von Leere und Traurigkeit konnte ich nun besser aushalten und durchleben. In dieser Zeit verlor ich einige Freundinnen und Freunde, die mit meiner Verwandlung nichts anzufangen wussten. Das war einerseits schwierig für mich, andererseits konnte und wollte ich nicht zurück und wieder die »Alte« werden.

Bis ich den Mut fand, meinen Vater aufzusuchen, der nur hundertdreißig Kilometer von meinem Wohnort lebte, vergingen aber noch ein paar Jahre. Ich musste erst innerlich frei werden. Als brave Tochter wollte ich meiner Mutter und meinem Ziehvater keinen Schmerz zufügen. Mir war wichtig, was sie von diesem Schritt halten würden.

Erst als ich im Alter von achtunddreißig Jahren in einem Urlaub in der Toskana das erste Buch über die Familiensystemische Therapie von Bert Hellinger gelesen hatte, fasste ich den Mut und die Entschlossenheit, mich bei meinem Vater zu melden und ihn und seine Familie zu besuchen. Ich erfuhr, dass ich eine Halbschwester habe, die drei Jahre jünger ist als ich und drei Kinder hat, meine Nichten und einen Neffe. An meinem Hochzeitstag, zwei Jahre später, lernte ich meine Schwester und meine beiden Nichten kennen.

Mein Vater und meine Schwester ließen in meinem Herzen etwas ganz werden, was vorher einfach gefehlt hatte. Ein Zufluss an Selbstvertrauen, Selbstwertgefühl und Selbstständigkeit bestärkt mich seither. Ich hatte ja jetzt nicht nur Beziehung zu ihm und zur Schwester, vielmehr durch ihn auch Bezug zu all den Menschen und Vorfahren, die ich in seinen Fotoalben anschauen konnte.

Da gab es einen erfolgreichen Urgroßvater, der im Jahre 1904 stolz sein Automobil präsentierte, da gab es »spinnerte« Großtanten, die herausgeputzt mit Hut, Handschuhen und Federboas im Dorf flanierten, da gab es eine Urgroßmutter, die aussieht wie »Mutter Courage« und einen Opa, der mit fünfundachtzig Jahren noch als selbstständiger Mühlenschreiner arbeitete. Es gab hübsche Großonkel, die nie mehr aus dem Krieg heimkehrten und kinderlose Tanten, die im Garten Karten spielten.

Zu all diesen Menschen gehörte ich nun. Plötzlich fielen mir Ähnlichkeiten mit ihnen auf: der breite, sinnliche Mund vom Papa, die kräftigen Waden von meiner Oma, die Kurzsichtigkeit vermutlich auch, die Locken von Tante Paula und vielleicht auch die Kinderlosigkeit, wer weiß.

Schaue ich die Bilder an, spüre ich eine tiefe Verbundenheit mit den Menschen meiner Herkunft. Vielleicht spricht da die Stimme des Blutes, ich weiß es nicht. Ich weiß nur, dass es sich gut und richtig und stärkend anfühlt.

* * *

Ein Buch über Wandeljahre, Schwellen und Übergänge kann ich nur anhand meines eigenen Erlebens schreiben. Es sind die Gedanken und Gemütszustände, die mich im Moment bewegen, wobei ich diese anreichern möchte mit den Geschichten von Müttern, Schwägerinnen und Freundinnen, mit denen ich mich austausche.

Für die Zeit ab Vierzig, für die so genannten Wechseljahre, hatte ich mich lange nicht interessiert. An meiner Mutter gingen sie scheinbar spurlos vorbei, sie erwähnte jedenfalls nie etwas darüber. Umso erstaunter war ich, als ich in einem medizinischen Lexikon unter dem Begriff Klimakterium nachschlug. Da stand doch tatsächlich, dass die Zeit der Wechseljahre ca. sechs Jahre vor der letzten Blutung – Menopause – und ca. sechs Jahre nach der letzten Blutung dauert, also insgesamt zwölf Jahre. Zwölf lange Jahre, das war ja nicht auszuhalten. Doch die medizinischen Fakten waren unerbittlich, schwarz auf weiß standen sie vor mir. Angenommen, meine so genannte Menopause habe ich mit fünfzig, dann trete ich also mit vierundvierzig Jahren in die Wechseljahre ein und mit sechsundfünfzig Jahren komme ich wieder hervor. Das erschien mir zu lange.

Sollte ich also von jetzt ab jedes Unwohlsein, ein jegliches Symptom, ein gelegentliches Müdesein oder mein hohes Schlafbedürfnis von mindestens acht Stunden im Rahmen der Wechseljahre sehen? Also Symptome einer »Krankheit«, denen man mit passenden Medikamenten aus der Schulmedizin oder doch zumindest aus der Pflanzenwelt zu Leibe rücken sollte?

Benötige ich für ein frischeres Aussehen, gegen Haarausfall und drohenden Knochenschwund künstliche Hormone? Oder geht es vielmehr darum, einer geldgierigen Pharmaindustrie und Frauenärzten ihre Pfründe zu vermehren? Ich bin überzeugt, einmal beim Frauenarzt erwähnt, dass ich nachts manchmal schwitze, schon habe ich ein Rezept in der Hand, weil ein Symptom auf jeden Fall eliminiert werden muss. Leider denken auch viele Altersgenossinnen in derselben Art und Weise und bereichern mit ihrer Einstellung eine ganze Branche.

Nach all den Informationen über das Klimakterium erscheint vieles in einem völlig anderen Licht, im Licht einer Krankheit, die es zu bekämpfen gilt. Bisher lebte ich arglos und gesund vor mich hin und nun bin ich offenbar fest im Griff von etwas, das Symptome erzeugt, die ausgemerzt werden müssen.

Wechseljahre sind Umbruchjahre, genauso wie die Pubertät. In der Pubertät verliert man unwiderruflich die Kindheit, in den Wechseljahren die körperliche Fruchtbarkeit. Die geistig-seelische Fruchtbarkeit jedoch bleibt, ja sie hat jetzt alle Möglichkeit zu wachsen.

Für Pubertierende gibt es bisher keine Medikamente, weil die Gesellschaft die Pubertät noch als normal ansieht. Ich sage bewusst »noch«, weil vielleicht die ersten Mittelchen schon erprobt werden, die bei dem einen oder anderen Jugendlichen von Vorteil wären. Die Pubertät gehört zum Erwachsenwerden, sie wird durchlebt mit Höhen und Tiefen und danach winkt die lang ersehnte Erwachsenen-Freiheit.

Ganz anders die Wechseljahre. Die sind unerwünscht, denn danach lockt nichts mehr – es lauert das Altwerden. Also müssen sie unterdrückt und bekämpft werden. Auch wenn wir die Symptome beseitigen, den Kopf in den Sand stecken, so tun, wie wenn nichts wäre, das Leben und die Jahre schreiten voran. Paradox, dass jeder möglichst alt werden will, doch keinem darf man die Jahre ansehen.

Nichts ist peinlicher als Frauen und Männer, die um jeden Preis einer nicht mehr vorhandenen Jugend nachjagen. Die beim Schönheitschirurgen ihre Gesichtszüge verfremden lassen, in Masken, die nicht mehr sie selbst sind. Diese Menschen gewinnen nichts, sie werden nie wissen, wie sie wirklich aussehen würden, wie sich ihr eigenes Wesen in ihrem Gesicht über die Jahre ausprägen würde.

Von dieser Angst vor dem Alt- und Älterwerden der Menschen leben mächtige Konzerne, Firmen, ganze Industriezweige. Vor allem bei Menschen in den westlichen Ländern ist sie verbreitet. Ist das Alter, sind die Ältesten in einer Kultur geehrt, wie zum Beispiel bei den Naturvölkern, fällt es keinem ein, irgendetwas zu tun, um nicht alt zu werden. Im Gegenteil, je älter jemand ist, desto höher ist er geachtet, desto mehr Macht und Ansehen genießt er im Ältestenrat. Man stelle sich geliftete, faltenfreie, mimiklose Einheitsgesichter im Rat der Alten vor, denen würden wir doch nichts glauben, was sollten die schon vom Leben wissen und welche Ratschläge könnten sie erteilen?

Weisheit und Lebenserfahrung drücken sich immer auch in Falten und Runzeln aus. Viele Menschen streben nach Weisheit und Erleuchtung, doch die hat man meist erst nach einer bestimmten gelebten Lebenszeit. Das sind die Perlen, der innere Reichtum, der wirklich zählt. Nur der Würdige findet diesen Schatz und das ist bestimmt kein Faltenloser.

* * *

Die Wechseljahre werden medizinisch in zwei Phasen eingeteilt: Die erste Phase bis zur letzten Regel heißt mit Fachausdruck Prae-Menopause, die Phase nach dem Ausbleiben der Regel heißt Post-Menopause. In der Prae-Menopause, die ca. sechs Jahre vor der letzten Regel beginnt, vermindert sich kontinuierlich die Erzeugung von Östrogen, wodurch ein unregelmäßiger Zyklus, vermehrte Blutungen oder Dauerblutungen entstehen können. Die Zeit nach der letzten Periode, wiederum ca. sechs Jahre, ist gekennzeichnet von vegetativen und psychischen Störungen wie Hitzewallungen, Kälteschauern, Schwindel, Herzklopfen, Schweißausbrüchen, Schlafstörungen, Stimmungsschwankungen, Depressionen, langsamer Abbau von Haut und Schleimhaut, Osteoporose (Abbau der Knochendichte) und vermutlich noch einiges mehr.

Die zweite Hälfte, also die Phase nach der Menopause, klingt ziemlich trostlos und niemand möchte eine solche Zeit erleben. Daher ist die ängstliche Beobachtung der verschiedenen Symptome verständlich, der Gang zum Arzt, der entschlossen zur Tat schreitet, nämlich zum Rezeptblock und die diversen Gegenmittel und Hormone verschreibt. Auf diese Weise haben tausende von Frauen Hormone geschluckt, oftmals waren Krebs, Embolien und Thrombosen die Folge. Mittlerweile sind zahlreiche Langzeitstudien ausgewertet, Ärzte und Laien wissen um die Gefahr und seitdem werden wesentlich weniger Hormonbehandlungen durchgeführt.

Wenn Sie den Wunsch haben, etwas gegen die körperlichen und seelischen Beschwerden zu unternehmen, lohnt es sich, auch andere Wege als die der Schulmedizin auszuprobieren, denn viele Symptome sind mit Homöopathie, Bachblüten oder Tees bestens behandelbar.

Bei Depressionen, Leistungsabfall, sexuellen Schwierigkeiten, Angst vor der Zukunft oder auch Angst vor dem Älterwerden im Allgemeinen, ist ein erster Schritt sicherlich die Annahme, dass es so ist, und zum zweiten eine positive Einstellung: Werden diese Zeiten des Wandels, des Unbekannten bejaht und können wir ihnen innerlich zustimmen, dass sie zu der Phase, in der wir uns befinden, dazugehören, verändert sich bereits manche seelisch-ängstliche Gemütslage.

Keine Angst also vor den Zeiten des Wandels, Sie bleiben Sie selbst, auch wenn in Ihnen die Hitze wallt, wenn Sie Trübsal blasen und mit ungewohnten Störungen umgehen müssen. Sie verlieren sich nicht, Sie bleiben die »alte«, es kommt nur etwas Neues und Ungewohntes dazu.

✳ ✳ ✳

Was sehe ich, wenn ich mein Gesicht im Spiegel betrachte? Ich schaue in meine Augen, grün-blaue Iris mit einem dunklen Rand. Sie haben schon einiges erblickt, Krankheit und Tod gesehen, Geburt, Glück und Verzweiflung. Sie sind mir vertraut, meine Augen; die Fenster zur Seele, sagt man. In den Augen können wir Liebe und höchstes Glück erkennen, genauso wie tödlichen Hass. Der böse Blick des Orients ist uns allen bekannt.

Vertraut ist mir auch die Nase, eher klein, doch wohlgeformt. Die Falten, die sich rechts und links von hier aus zu den Mundwinkeln ziehen, haben sich in den letzten Jahren vertieft und verleihen dem Gesicht einen reiferen Ausdruck.

Der Mund, noch immer voll, mit der ausgeprägten Venusfalte an der Oberlippe, den mochte ich immer am liebsten. Die Wangen mit ihren Grübchen beim Lächeln, die leicht gewölbte Stirn, die markante Kinnpartie, all das kenne ich nun schon einige Jahre. Insgesamt ist das Gesicht älter geworden, aber auch gelassener, stiller und gleichzeitig offener, ungeschützter. Die unruhige Lebensgier der jungen Jahre ist aus meinen Zügen gewichen. Meine Augen blicken erfahren, aber immer noch neugierig. Das unstete Getriebensein ist verflogen, der Blick ist tiefer. Hier und da Fältchen und Falten, ein Stück gelebtes Leben.

Das eigene Gesicht, der eigene Körper, wo wir uns auch befinden, haben wir immer diesen Körper und immer dieses Gesicht. Jetzt, in der Mitte des Lebens, ist es an der Zeit, wenn es bisher noch nicht geschehen ist, Körper und Gesicht,

so wie sie sich ausdrücken und darstellen, in Liebe anzunehmen. Vielleicht entdecken Sie sogar die besondere Schönheit,
auch wenn sie vom gesellschaftlichen Schönheitsideal ab-
weicht, und danken dem eigenen Körper begeistert, dass er so
ist, wie er ist. Entdecken und feiern Sie das Eigene, Unverwechselbare und Heilige in sich, das ist noch viel mehr als nur
annehmen, was ist. Das ist reinste Liebe.

Im Moment gleicht der westliche Körperkult eher einer
Folterung an Instrumenten und Maschinen im Fitnesscenter.
Wir malträtieren uns mit Fastenkuren und Diäten und sind
letztendlich mit den Ergebnissen nie zufrieden. Schönheit
wird zum Selbstzweck, zur Uniform. Dazu gehört eine statt-
liche Größe, Untergewicht, gezielter Muskelaufbau, Wasch-
brettbauch, bestimmte Busengröße, lange Beine, eher kleine
Füße, lange Haarmähne, große Augen, lange Wimpern, volle
Lippen, zulässiges Alter bis 38 Jahre.

Nun, wenn wir uns so umsehen, wer ist denn wirklich so,
wer sieht denn so aus? Was machen all die Kleineren, Molli-
gen, Flachbrüstigen, Kleinäugigen, Schmallippigen, Kurzhaa-
rigen, Großfüßigen? Viele gehen tatsächlich zum Schönheitschirurgen und bessern hier und dort etwas nach, polstern hier
hin und da weg, verlängern hier und kürzen dort. Manchmal
bleiben schlechte Ergebnisse, Entstellungen, Narbenbildun-
gen oder Verstümmelungen, alles im Dienste vom so genannten Schönheitskult.

Dabei könnten wir es so leicht haben und so einfach. Wir
könnten uns alle von Herzen lieben und uns als wunderschön
und vollkommen empfinden. Wir benötigen dazu nur eine
andere Einstellung, andere Gedanken, einen anderen Glauben.

✳ ✳ ✳

Heute sitze ich auf der schattigen, luftigen Terrasse einer Taverne von Frauen für Frauen. Sie heißt bezeichnenderweise SAPPHO. Sappho war eine Lyrikerin, die hier auf Lesbos ca. dreihundertfünfzig Jahre vor Christus gelebt und ihre Zuneigung zu weiblichen Zöglingen beschrieben hat.

Diese SAPPHO-Taverne zeichnet sich durch lange Wartezeiten beim Bestellen aus. Doch das tut der Beliebtheit dieses Lokals keinen Abbruch. Die Frauen sitzen hier geduldig, tiefe Blicke werden getauscht, sie berühren sich gegenseitig, mal verschämt, mal ganz offen und ungeniert. Sie unterhalten sich auf Englisch, Deutsch, Holländisch und manchmal auch auf Italienisch. Fast alle tragen Frisuren, die normalerweise nur die männlichen Köpfe zieren. Jede Frau ist mit Lesestoff ausgerüstet und viele mit Marlboro Lights. Auch dunkle Sonnenbrillen sind beliebt und oft zu sehen.

Vieles geht mir durch den Kopf, wenn ich sie beobachte. Wie ist es, wenn Frauen mit Frauen zusammenleben? Eine sexuelle Beziehung haben? Wie ist das mit dem Älterwerden, mit Treue, wie vereint sich dieses Leben mit dem Wunsch nach Kindern? Einige meiner früheren Freundinnen leben immer wieder in lesbischen Partnerschaften, doch damals hat mich diese Lebensform nicht überzeugt und mittlerweile ist die Verbindung zu ihnen abgerissen. Ein Paar ist nach Kanada ausgewandert, und wie ich gehört habe, ist ihre Beziehung zerbrochen. Die homosexuellen Beziehungen funktionieren offenbar nicht besser oder genauso wenig wie die zwischen Frauen und Männern.

✳ ✳ ✳

Die Gedanken schweifen über das blaue Mittelmeer wie Zugvögel am Himmel. Im Mythos von der Entstehung der Erde und Menschheit erschuf Gott den Mann und entnahm ihm im Schlaf eine Rippe, daraus erschuf er die Frau. Mann und Frau, auf dass sie sich vereinigen und daraus neues Leben entstehe, die Welt bevölkert werde und die Äcker bestellt. Dann kam bekanntlich die Schlange und alles wurde anders.

Der menschliche Wille ist unantastbar, auch Gott mischt sich da nicht ein. Somit ist also jeder Mensch frei zu wählen. Er wählt seine Lebens- und Beziehungsform. Auch welchen Gedanken er Macht verleiht.

Die Art meiner Gedanken bestimmt meine Welt, beeinflusst meine Gestimmtheit, mein Mitgefühl, meine Macht, meine Ohnmacht usw.

Wenn ich denke, heute ist ein schöner Tag, mir widerfährt nur Positives, ich freue mich meines Lebens, dann ist das meine Welt, meine Wirklichkeit.

Denke ich dagegen: Heute regnet es, auf der Heimfahrt ist es bestimmt neblig, was soll ich bei Regen anfangen, mir ist bei Regen immer langweilig ... dann ist auch das meine Wirklichkeit.

Der Radius und meine Stimmungslage ist bei der zweiten Version deutlich eingeschränkt und man kann die Scheuklappen förmlich sehen.

Meine Gedanken beeinflussen aber nicht nur meine Stimmung und meinen Radius, sie bestimmen auch, wie ich mich mit mir selbst fühle. Wenn ich in den Spiegel schaue, habe ich die Wahl: Ich kann mich mögen oder nicht leiden, ich kann mit mir zufrieden sein oder mich ablehnen und das kritisieren, was ich sehe.

Gedanken prägen Meinungen über Menschen, Familienmitglieder, Kollegen, Chefs und Freunde. Sie flüstern mir ein, dass ich ständig etwas leisten muss, dass ich nicht genug habe, sondern noch viel mehr anhäufen muss, dass es so, wie es ist, nicht richtig ist, dass ich mich anstrengen muss usw. Nehme ich mir die Zeit und beobachte ich, was ich denke, stelle ich fest, dass die meisten Gedanken Leben und Möglichkeiten einengen und beschränken. Ich denke, beurteile und bewerte, und das ständig.

Gedanken und der Verstand sind oft unerbittliche Richter und Verfolger, die das Leben zur Hölle machen können. Wird mir bewusst, welchen Inhalt meine Gedanken haben, kann ich handeln. Ich kann mich entscheiden, negative Gedanken hinaus aufs Meer oder in die Wüste zu schicken und an den frei gewordenen Platz positive, zuträgliche Gedanken zu stellen. Das klingt einfach, ist aber langwierig, braucht Übung, Ausdauer und ständige Aufmerksamkeit. Der Lohn der Übung ist das Gewöhnen an freundliche, liebevolle und mitfühlende Gedanken. Wenn es gelingt, sich selbst gegenüber zärtliche liebende Gedanken zu hegen, dann gelingt das auch eher bei anderen Menschen und bei allem, was mich umgibt.

Frieden mit sich zu schließen, ist die Voraussetzung, um wahrhaft erwachsen zu werden. Die Auseinandersetzung mit sich selbst hat ein Ende genommen. Jetzt kenne ich mich, und meine Eigenheiten sind mir bewusst. Nun beginnt eine neue Phase meines Lebens, in der ich selbst meine beste Freundin bin und bleibe.

In der kommenden Lebensphase, der Lebensmitte, warten neue Inhalte auf mich: Der Sinn des Lebens beschäftigt mich, die Annahme des Schicksals, die seelische und geistige Fruchtbarkeit. Aber auch Abschiede: Der Abschied von der Jugend, von körperlicher Fruchtbarkeit und allem, was gewünscht war und nicht eingetroffen ist.

Die nordamerikanischen Ureinwohner wissen, dass erst im Alter von fünfzig Jahren das Erwachsensein eintritt. Diese Zeit wird als kostbare Phase und als Übergang und Vorbereitung auf ein noch volleres Erwachtsein angesehen. Nicht nur im Hinblick auf das eigene Glück und die eigene Familie, sondern auch auf das Wohl der Gemeinschaft und weiter auf das ganze Universum, der Natur und Mutter Erde, deren Kinder wir sind.

Die Blickrichtung wendet sich vom begrenzten eigenen Weg zum Außen, in die Gemeinschaft, in die Weite, in das Unbegrenzte.

* * *

Mittlerweile sitze ich am Schreibtisch in meinem »Roten Salon«, so bezeichne ich mein Arbeitszimmer, draußen regnet es und ein kühler Wind weht, obwohl es erst Ende August ist. Das Allgäu zeigt sich von seiner rauen Seite und der blaue Himmel von Lesbos und das Mittelmeer sind nur noch ein ferner Traum.

Wie leicht scheint mir das Leben im Süden zu sein. Keine schwermütigen Regentage mitten im Sommer. Das Leben findet draußen vor der Tür und in der Natur statt. Das Gemüse und die Früchte schmecken nach voller Sonnenglut, ebenso wie der Wein. Die Menschen sind unbeschwert, weil morgen, übermorgen und auch nächste Woche die Sonne scheint. Sie brauchen keine Winterreifen, Eiskratzer sind ihnen fremd und Glatteisgefahr kommt in ihrem Vokabular nicht vor.

Mir erscheint das viel einfacher zu sein als die Herbst- und Winterzeit im Voralpenland. Mit Grausen bemerke ich, wie die Tage wegschleichen und sich in herbstigen Nebelabenden auflösen. Erst im Advent, wenn der Schnee die Welt bedeckt, die Eiskristalle wie Milliarden von Diamanten glitzern und das Haus vom Duft der frisch gebackenen Vanillekipferl durchströmt wird, dann söhne ich mich mit dem Winter aus. Denn Advent und Weihnachten kann ich mir nirgends anders auf der Welt vorstellen. Nur in meinem Heimatland Bayern ist für mich richtiges Weihnachten möglich.

Mitten in meine Gedanken hinein klingelt das Telefon. Eine Frau möchte einen Termin für eine Einzelberatung, danach ist es Zeit für die Mittagspause. Dafür hole ich Tomaten und Gurken aus dem Treibhaus, um einen griechischen Salat zu machen, damit wenigstens auf diese Art etwas vom mediterranen Sommer in Erinnerung kommt. Aber der griechische Salat schmeckt im Urlaubsland viel besser. Zu Hause, mit all dem, was wohl bekannt ist, Routine, Sorgen, Wehwehchen, Rechnungen, fehlt der Urlaubsglanz und die Unbeschwertheit und der Salat schmeckt dementsprechend.

Wie kann ich die Urlaubsstimmung, die Gelassenheit, die Freiheit und die Sorglosigkeit der Ferne in mein normales Alltagsleben transferieren? Am besten gelingt mir das, wenn ich versuche, alles, was mich umgibt, mit bewusstem Blick und mit Staunen zu betrachten. Das beginnt schon beim morgendlichen Aufstehen, wenn ich mich bewusst umschaue und mir die Zeit nehme, das Zwitschern der Vögel zu hören und das Grün der Wiesen zu bemerken, dann kann ich auch kleinste Veränderungen wahrnehmen und Wunder erkennen. Dann ist der Alltag nicht mehr stumpf und langweilig, sondern eine unendliche Verzauberung erfasst mich und meine Tage werden verheißungsvoll.

DIE DRAMEN
DES ALLTAGS

Die alltäglichen Vorkommnisse, Probleme und Erlebnisse, die Dramen des Alltags, sind uns allen wohl vertraut. Es sind die Ereignisse unserer begrenzten Welt, in der wir gewöhnlich und gewohnt leben. Diese Ereignisse, die Gefühle, Gedanken und Körperempfindungen umfassen, sind von großer Bedeutung, genauso wie es die universelle, spirituelle Ebene für unsere Seele ist. Sie sind das farbenfrohe Webmuster jener greifbaren, alltäglichen Welt, an der wir alle teilhaben. Wir sind Erwachsene und Eltern ebenso wie wir Töchter und Söhne, Enkel und Enkelinnen sind.

In unseren Herkunftsfamilien gab es bestimmte Traditionen, Anschauungen, Meinungen und Gebote, die von Familie zu Familie stark variieren. Die Erlebnisse in der Kindheit, die Atmosphäre und die Gebote in der Herkunftsfamilie prägen uns, ob wir wollen oder nicht. Mit dieser Prägung gehen wir durch die Welt. Sie zieht sich durch unsere Gedanken und Gefühle, beeinflusst unser Gewissen und unsere Verhaltensweisen.

Verstoßen wir gegen die Traditionen und Gesetze der Herkunftsfamilie, bekommen wir Schuldgefühle und ein so genanntes schlechtes Gewissen. Wobei dieses Gewissen eine relative Moral besitzt, denn in einer Familie, die zur Mafia gehört, ist es gut, andere Menschen umzubringen, genauso wie es in einer Familie von Taschendieben in Ordnung ist, andere zu bestehlen.

Alle Ereignisse, die im Laufe des Lebens auf uns zukommen, alle Entscheidungen, die wir fällen, alle Verhaltensweisen, die wir an den Tag legen, bewegen sich in diesem Rahmen, der unserer Herkunftsfamilie entstammt und dem wir nicht entrinnen können, es sei denn mit Angst und schlechtem Gewissen.

Zu dieser Summe kommt noch unser Ureigenes dazu. Das Besondere, das jeder Mensch besitzt und das er auf die Erde mitbringt. Dieses Ureigene, Besondere und Unverwechselbare ist manchmal tief verschüttet und muss im Laufe des Lebens oft mühsam ans Licht befördert werden. Das geschieht meist durch besondere Lebensumstände, Erlebnisse in der Natur, Träume, Visionen, geistige Führer und Lehrer oder auch durch Selbsterfahrung und Psychotherapie.

Wir lernen zu erkennen, wer wir selbst sind, dass es in der Herkunftsfamilie nicht immer nur Wahrheit gibt, vielmehr auch Verstrickungen, die Last und Bürde aufladen. Last und Bürde können sich in Depressionen, Selbstmordgedanken, Krankheiten und vielem mehr ausdrücken.

Mit diesem Hintergrund betreten wir also die Bühnenbretter der Welt und leben die großen und kleinen Dramen des Alltags. Das erklärt, warum Menschen unterschiedlich auf gleiche Erlebnisse und Erfahrungen reagieren. Nach einer Kränkung kann beispielsweise der eine verzeihen, vergeben und vergessen, ein anderer verhärtet sich im Groll und versteinert. Der eine sieht die Schönheit der Natur, ein anderer schaut auf das Unkraut, die Schädlinge, die Naturkatastrophen. Es ist hilfreich, sich selbst zu beobachten, um herauszufinden, wo die eigene Prägung hindert und wo sie fördert.

Hindert Sie Grundlegendes und Gravierendes, können Sie zum Beispiel in einer Familienaufstellung das Gute und Hilfreiche von Ihrem Herkunftssystem erkennen und nehmen. Sie können dafür danken und die Last, Bürde oder Sühne an eine Person Ihrer Familie zurückgeben, in deren Verantwortung, aber auch in deren Würde es gehört. Das sind oft verstorbene Familienmitglieder mit einem schlimmen Schicksal, das die Spätergeborenen mittragen.

Befreit von solchen Altlasten, kommt Ihr Ureigenes vermehrt ans Licht und Sie können selbstbestimmt Ihr Leben meistern. Und nicht nur den Alltag; den Mikrokosmos, sondern auch das große Ganze, das im Allgemeinen jenseits Ihres Erfahrungshorizonts liegt.

DAS LEBEN

Das Leben fließt wie ein Strom und sein Ursprung ist für uns Menschen nicht ergründbar. Dieser Lebensstrom liegt – wie der Tod – jenseits der menschlichen Erfahrung und Erfassbarkeit. Er führt durch Wandel, Gezeiten und Zyklen, tritt über die Ufer und wird vom Ufer wieder begrenzt. Er fließt sowohl träge als auch reißend und gefährlich. Er führt uns durch verschiedene Landschaften, Stationen, Höhen und Tiefen. Von Zeit zu Zeit erhebt sich ein Sturm, Wellen schlagen hoch, türmen sich auf zu ungebärdiger Wildheit. Ein anderes Mal berauscht uns die beseelte Tiefe und Stille der klaren Gewässer.

Wir bekommen das Leben durch die körperliche Liebe unserer Eltern. Das Wunder, das sich dabei vollzieht, erfassen wir jedoch nicht. Wir können wissenschaftlich erklären und nachvollziehen, was sich bei der Befruchtung des Eis und der anschließenden Zellteilung abspielt, aber das ist nur eine Ebene und nicht einmal die wichtigste. Die andere Ebene, das, was feinstofflich und für uns unsichtbar passiert, wenn eine Seele inkarniert, diese Dimension entzieht sich unserem Verständnis.

Offensichtlich gibt es noch eine ganz andere Art von Intelligenz, Macht oder Gott, die ein Mensch niemals erfassen kann. Eine Idee davon, was dies sein könnte, erkennen wir in der Schönheit, der Erhabenheit und in den Wundern seiner

Schöpfung. Unser eigenes Leben ist Schöpfung und Wunder. Niemand hat das Recht, einem anderen Menschen das Leben zu nehmen. Und ein Mensch, der einen anderen Menschen tötet, bezahlt mit seinem Seelenfrieden. Er ist nach der Tat nicht mehr derselbe wie vorher. Oft sühnen Kinder, Enkel und Urenkel noch für ein solches Vergehen mit Scheitern, Unglück und Untergang.

* * *

Unser Leben, das alle Möglichkeiten, sowohl positive wie auch negative, alle Chancen und auch Fülle beinhaltet, können wir in bestimmte Stadien einteilen:
- Geburt und Baby-Alter
- Kindheit, Pubertät und Jugend
- Frühes Erwachsenenalter, Hochzeit, Elternzeit
- Wechseljahre, Reife, spätes Erwachsenenalter
- Alter, Greisenalter, Tod.

Die Mitte des Lebens, die Wechseljahre, die Schwelle von der ersten Lebenshälfte in die zweite, ist eine besondere Zeit, die viel erfordert, aber auch genauso viel – wenn nicht mehr – schenkt. Uns Menschen ist es gegeben, unsere Lebenswege zu lenken und zu steuern, allerdings nur in einem begrenzten Maß, darüber hinaus waltet eine größere Kraft, die wir im allgemeinen als Schicksal bezeichnen. So wie ein Mensch nicht »aus seiner Haut heraus« kann, so wenig kann er seinem Schicksal entrinnen, es überlisten oder verleugnen. Schicksal bewirkt Glück, Leichtigkeit, Wonne, die Erfüllung von Wünschen ebenso wie Kummer, Leid, Schmerz und Unglück.

Je unbewusster ein Mensch ist, desto mehr fühlt er sich seinem Schicksal ausgeliefert und als Spielball des Universums. Ein sich selbst bewusster Mensch wird sich nicht so leicht einem launischen Schicksal ausgeliefert empfinden. Er wird vielmehr aus der Summe seiner bisherigen Erfahrungen Bezüge herstellen können und mit dem in Verbindung bringen, was ihm im Moment der Gegenwart widerfährt. Eine Frau, die eine misslungene Partnerschaft reflektiert, kann erkennen, welch destruktives Beziehungsmuster in ihr wirksam ist und kann sich bei der nächsten Beziehung, beim nächsten Partner, von störenden (Kindheits-)Mustern distanzieren. Auf diese Weise entgeht sie möglicherweise einem erneuten Trennungs- und Scheidungsschicksal.

Wir machen also im Laufe unseres Lebens Erfahrungen und lernen durch sie. Verweigert sich jemand diesem Lernen, tritt er auf der Stelle, wird er wenig anziehend, ja sogar schwierig für andere Menschen, Partner und Kinder sein. Diese Weigerung, aus Erfahrungen zu lernen und zu reflektieren, bewirkt, dass wir immer wieder den anderen Menschen oder den Umständen die Schuld zuschieben, Verantwortung abgeben und uns passiv durchs Leben treiben lassen.

In der Mitte des Lebens, in den Jahren des Wandels, werden wir zu dieser Bilanzierung und Reflektion aufgefordert. Nehmen wir die Herausforderung an! An dieser Schwelle gilt es, Altes zu überdenken, zu bewerten und zugleich neue Fragen zu stellen, neue Aus- und Einsichten zu gewinnen.

Lassen Sie sich von der Kraft und den Chancen des »Feuerroten Wandels« ohne Angst mitreißen. Begegnen Sie so bewusst und so befähigt wie möglich dem Feuer, das in Ihnen lodert. Lenken Sie Ihr Leben, Ihre Liebe, Ihre Beziehungen in die Richtung, in die Sie sie haben wollen. Warten Sie nicht mehr auf äußere Umstände, bessere Zeiten, neue Männer, andere Arbeitsstellen ... usw. Sie haben lange genug gewartet, fangen Sie jetzt an! Es ist Ihr Leben!

MANN UND FRAU

Die Paarbeziehung und Partnerschaft ist für die meisten Menschen das Elementarste, das Wichtigste und die Basis für Glück. Das Männliche und das Weibliche zieht sich gegenseitig an, vereinigt sich und wird zu einem Ganzen, neues Leben entsteht.

Die Vereinigung der sich ergänzenden Prinzipien geschieht auf mehreren Ebenen. Durch die Verbindung von Körper und Körper sowie von Körper und Geist wird Vollkommenheit erlangt. Erfahrungen der Transzendenz werden möglich: Ekstase, vollkommene Einheit, Tanz im kosmischen Kreis, ein Zustand, der schwer in Worte zu fassen ist.

Das indische Tantra lehrt, dass das Verschmelzen von Mann und Frau im Liebesakt die Ego-Grenzen auflöst und Ekstase ermöglicht. Zwischen Mann und Frau entsteht immer wieder erotische Spannung, wodurch sich die heiligen Kräfte stetig erneuern. Gesundheit und Langlebigkeit sind oftmals das Resultat.

Ein Paar, das sich in Liebe, in gegenseitiger Achtung und Würdigung vereinigt, erfährt das selige Wunder der Schöpfung. Die Qualität dieser Verschmelzung geht über Sexualität, wie wir sie im Allgemeinen verstehen und handhaben, weit hinaus. Die körperliche Vereinigung zwischen Mann und

Frau ist heiliger Schöpfungsakt. Gelingt es, diese erhabene Dimension in unsere Schlafzimmer zu transportieren, bekommt Erotik und mit ihr die körperliche Anziehung eine ungeahnte Tiefe, in der sich auch Seele und Geist vereinen.

In jeder Paarbeziehung gibt es größtes Glück und größten Schmerz. Damit die Paarbeziehung einen sicheren Rahmen hat, in dem sie gelingen kann, hat Bert Hellinger, nach dessen Grundlagen ich arbeite, zu diesem Thema Ordnungen beschrieben, die zu unserem Verständnis wesentlich beitragen. Zu einer Paarbeziehung gehören nicht nur Mann und Frau, sondern auch das, was beide mitbringen. Mitgebracht wird die jeweilige Familie, das Herkunftssystem sowie die Werte und Traditionen desselben.

Zur Paarbeziehung braucht es einen »vollen« Mann und eine »volle« Frau. Eine »volle« Frau ist zum Beispiel eine Frau, die sich selbst und dem Weiblichen zustimmt. Eine Frau, die im Einklang mit sich und den weiblichen Mitgliedern, Ahninnen ihrer Sippe ist, strahlt Kraft und Würde aus. Diese Frau wirkt sehr anziehend auf Männer, unabhängig von gängigem Schönheitsideal, von Schulbildung und Status.

Beim Mann verhält es sich genauso. Stimmt er sich selbst und dem Männlichen zu, fließt in ihm eine bestimmte Art von Männlichkeit, unabhängig von Körper, Intellekt und Status, die für Frauen spürbar und herz-höher-schlagend wirkt. Dafür muss ein Mann allerdings frühzeitig auf das Weibliche, das von seiner Mutter kommt, verzichten. In Mutters Sohn fließt bezeichnenderweise wenig männliche Kraft. In Vaters Tochter wirkt umgekehrt genauso wenig weibliche Kraft, obwohl gerade sie besonders bezaubernd, verführerisch und attraktiv ist.

Männer und Frauen sind einander ebenbürtig, auch wenn sie verschiedene Aufgaben haben. Will eine Frau ihren Mann umerziehen, nachbessern oder wie ein Kind behandeln, verschiebt sich die Ebenbürtigkeit. Der Mann wird zum Spielball weiblicher Launen, zum nachsichtigen Trottel und zum unerotischen Neutrum.

Liebe zum Mann, zur Frau, ist das wichtigste Motiv für eine Partnerschaft und Ehe. Nur wenn sich Frau und Mann wirklich gegenseitig wollen, hat die Beziehung ein dauerhaftes Fundament.

Aus der körperlichen Liebe heraus entsteht neues Leben. Ein Kind verbindet Frau und Mann auf einer tieferen Ebene. Die Elternschaft krönt die Paarbeziehung und lässt Mann und Frau eine zusätzliche Verantwortung, aber auch Kraft und Bindung zufließen.

Bindung entsteht durch eine sexuelle Liebesbeziehung, durch Ehe, Schwangerschaft und Geburt. Diese entstandene Bindung wirkt im Herzen weiter, unabhängig davon, was später kommt. Deshalb ist es für Partner, die danach kommen, also zweite Ehemänner und -frauen wichtig, die ersten Bindungen (Jugendliebe, erste Ehepartner) anzuerkennen und zu würdigen als etwas, das vor ihnen da war. Von der Rangfolge her, gemäß dem Früher und Später, gebührt den ersten Beziehungen, dem ersten Ehepartner auch der erste Platz. Auch die Kinder aus einer ersten Ehe oder Beziehung haben Vorrang vor dem, was danach kommt. Wenn sich ein Paar trennt, bleibt die Elternschaft in vollem Maße erhalten.

Wurde ein Kind abgetrieben, wirkt das in der Seele wie wenn der Partner mitabgetrieben würde. Meist bricht nach solch großer Kränkung die Beziehung, auch wenn die Bindung bleibt. Abtreibung wird in der Seele, ob es gespürt wird oder nicht, als Schuld empfunden, unabhängig von den Beweggründen, die dazu geführt haben.

Wünscht sich die Frau oder der Mann ein Kind, und der Partner verweigert dies, bedeutet das für die Paarbeziehung eine ernsthafte Krise, die nicht selten zur Trennung führt. In der Seele wirkt der verweigerte Wunsch als tiefe Kränkung. Die Lösung ist dann oft die Trennung.

Heiratet die Frau oder der Mann einen sterilisierten Partner, so dass Sexualität und ihre Früchte also nur bis zu einer bestimmten Grenze möglich sind, entsteht keine Bindung. Bei einer Trennung werden daher kaum Schuld und Verpflichtung empfunden.

Dies sind in stark verkürzter Form die wichtigsten Regeln in der Beziehung zwischen Mann und Frau.

Die Paar- und speziell die Elternbeziehung trägt und leitet Mann und Frau durch die Zyklen des Lebens. Tritt die Elternbeziehung, wenn die eigenen Kinder selber Familien haben, in den Hintergrund, beziehen sich Mann und Frau wieder mehr aufeinander. Diese Zeit ist oft gekennzeichnet durch Umbrüche, Neuorientierung und Krisen.

Die reife Frau und der reife Mann wissen um die Wichtigkeit der gemeinsamen Standpunkte und festigen hier an dieser Stelle ihren Bund neu. Oft fällt er mit der Zeit der Silberhochzeit zusammen und so bekommt auch diese eine tiefere Bedeutung. Wenn Mann und Frau ihren Bund erneuern, gibt es dadurch einen Energieschub, der neue Ideen und Visionen aufsteigen lässt. Jetzt ist die Zeit des Feuerroten Wandels, Zeit für die Dinge, für die früher nie Gelegenheit, Geld oder Mut da war. Das kann eine Traumreise sein, ein neuer Beruf, Selbstständigkeit, etwas Verrücktes nie Dagewesenes, etwas Besonderes, das diesen Übergang kennzeichnet, somit erinnerungsfähig macht, so dass er bewusst als Schwelle zu einem neuen Lebensabschnitt erlebt wird.

In der zweiten Lebenshälfte geht es darum, die Zügel in die Hand zu nehmen. Denn spätestens jetzt wissen wir, wenn wir es nicht selber tun, dann tut es auch kein anderer. Auf diese Weise werden Sie zur Herrscherin und zum Herrscher Ihres Lebens.

Ein Paar, das seinen Lebensweg gemeinsam geht, schöpft, wenn es älter wird, aus dem Vollen, und zwar auf allen Ebenen, weil es weiß, dass diese Jahre kostbar sind. Dabei lassen sie sich nicht auf Oma und Opa reduzieren, die jetzt Zeit haben, auf ihre Enkel aufzupassen.

Denn in dieser Zeit wird aus vollen Brunnen geschöpft, werden Samen ausgebracht, Pflanzen gesteckt und der Boden bereitet für neue, andersartige Früchte und Ernten als bisher.

König und Königin, würdig und stattlich, mit jugendlichem Herzen und Geist und mit ein paar Fältchen um die Augen, schreiten kraftvoll aus und unterscheiden aufgrund langjähriger Erfahrungen das Wesentliche vom Unwesentlichen. Sie sind jung und alt, unklug und weise, mächtig und hilflos zugleich, alterslose, unsterbliche Kinder Gottes und des Universums. Das Königspaar steht glanzvoll unter dem vielfarbigen Regenbogen und empfängt die göttliche Inspiration, für die der Boden bereitet ist.

VOLLER LUST UND
VOLLER FEUER

Im Grunde müsste sich an der Erotik in den mittleren Jahren nichts ändern, denn alles funktioniert noch wunderbar. Und doch schleicht sich jetzt oft etwas Unsicheres, Störendes und Hemmendes in die Schlafzimmer und zwischen die Leintücher. Wollust und erotisches Feuer haben immer ganz entscheidend mit einem guten Selbstwertgefühl, einem Wohlgefallen an sich selbst zu tun. Allerdings können hier durch einen kritischen Blick in den Spiegel sämtliche Lust und sexuelle Ambition zum Erliegen kommen. Frauen, deren Selbstwertgefühl sich zum Großteil über äußere, körperliche Attraktivität stabilisiert, haben es jetzt schwer. Die Spuren des Älterwerdens zeigen sich ja gerade an den Äußerlichkeiten. Im Herzen bleiben wir alle jung, auch geistig können wir mit den richtigen Einstellungen und Gedanken ebenfalls jugendlich bleiben. Am Körper aber werden die Spuren der gelebten Lebenszeit unweigerlich sichtbar. Es obliegt alleine unserer Sichtweise, Entscheidung und Bewertung, ob wir uns dadurch hemmen lassen oder ungehindert der Lebens- und Liebeslust weiterhin frönen.

Frauen in der Lebensmitte sind keine zwanzig mehr, nicht einmal mehr vierzig und das zeigen Gesicht und Körper. Ein

Busen, der hängt, ein Bauch, der zu groß ist, Schwangerschaftsdehnungsstreifen, Orangenhaut, Krampfadern, schlaffe Oberarme und dergleichen prägen jetzt mehr oder weniger das Spiegelbild. Kein Grund zu verzweifeln oder sich abzuwerten. Danken Sie vielmehr Ihrem Körper, dass er Sie trägt. Seit Jahrzehnten beheimatet und schützt er das, was Sie ausmacht, Ihr Wesen, Ihre Seele, Ihren Geist. Das Kleid, in dem er sich präsentiert, ist der unverwechselbare, einzigartige körperliche Ausdruck Ihrer gesamten Persönlichkeit. Sie können gar keinen anderen Körper haben, sonst wären Sie nicht Sie selbst.

Beginnen Sie, Ihren Körper mit freundlichem Stolz zu betrachten, mit Wohlgefallen und Wohlwollen, und Ihr Körper wird trotz ein paar Kilos zuviel, Orangenhaut und Besenreisern strahlen und leuchten.

Mit diesem Licht besitzen Sie eine Attraktivität, unabhängig von Ihrem Alter, die auf den Partner und andere Menschen eine höchst anziehende, erotische, lichterlohe Wirkung ausübt. Halten Sie mit Ihrer Lebenslust und Wollust nicht hinter dem Berg. Lassen Sie das schöpferische sexuelle Feuer hochlodern, kosten Sie weiterhin ungeniert von den reifen Früchten der Liebe.

Bei der lustvollen körperlichen Vereinigung erneuern sich die Körperzellen, der Hautspannungszustand nimmt zu, die Durchblutung wird gefördert, die Hormonproduktion wird angekurbelt, der ganze Körper und auch Seele und Geist verjüngen sich. Das ist Anti-Aging, Ganz-Körper-Lifting in seiner schönsten, gesündesten und preiswertesten Form.

FRUCHTBARKEIT

In allen frühen Kulturen waren die Fruchtbarkeit der Mutter und die Fruchtbarkeit der Erde miteinander verbunden. Deshalb wurde die Göttin auch als Große Mutter verehrt. Die griechische Demeter, Göttin der Fruchtbarkeit, hält in ihren Händen die Schlange der Regeneration und die Kornähre als Zeichen von Fruchtbarkeit und Überfluss. In der Verehrung der Großen Mutter gab es in den alten Religionen unzählige Riten, Gebräuche und Symbole der Fruchtbarkeit. Die Große Mutter wurde in all ihren Aspekten verehrt und angebetet, und ihre zerstörerischen, todbringenden Seiten wurden geachtet und gefürchtet.

Die Vereinigung von Mann und Frau war ein heiliger Akt, und so wie alles Leben heilig war, war auch das der Tiere und der Pflanzen heilig.

Frühe Darstellungen der Göttin sind ca. dreißigtausend Jahre vor Christus entstanden. Die Göttin wurde mit schweren hängenden Brüsten, mit dickem, meist schwangerem Bauch, starken Schenkeln und fast immer gut sichtbarer Yoni (die weibliche Scheide) dargestellt. Diese sexuell-schöpferische Kraft war wohl die Basis und der Dreh- und Angelpunkt der antiken Religionen. Uneheliche Kinder gab es nicht.

Schwangerschaft und Geburt wurden als heilige Vorgänge angesehen, als freudige Hingabe an das Leben verehrt.

Der zweite Aspekt der Fruchtbarkeit: Die Vereinigung von Geist und Materie repräsentierte die göttliche Verkörperung des Geistes im Körper, die Göttin im Menschen, der Mensch als Träger des göttlichen Funkens, der Göttlichen Quelle und Essenz.

Die Verbindung von Körper und Geist wächst zu einer ekstatischen Macht, zu einem Zustand höchster Vollkommenheit und Glückseligkeit. Die höchste menschliche Seinsebene ist dann erreicht.

※ ※ ※

Mit dem lustfeindlichen, engherzigen und strafenden Gottesprinzip der christlichen Kirche verschwand die Heiligkeit aus der Sexualität, der Schwangerschaft und Geburt, dem Säen, Pflanzen und Ernten, den alltäglichen Dingen des Lebens.

Sexualität und erotische Kraft wurden zur Sünde und somit verdammt, uneheliche Kinder und deren Mütter wurden ausgegrenzt, geächtet, ja sogar getötet. Noch um die Jahrhundertwende, bis zum Zweiten Weltkrieg, wurden in ländlichen Gegenden ledige Mütter ausgestoßen, verbannt, wurden Freiwild und endeten nicht selten als Prostituierte. Ein lediges Kind war der schlimmste Makel und wurde in den betroffenen Familien oft zum Geheimnis und verleugnet. Keine Unterstützung kam von Seiten der Kirche, im Gegenteil, auch dort wurde verachtet und verbannt.

Bis in die Fünfziger- und Sechziger-Jahre des zwanzigsten Jahrhunderts hinein, also die Generation unserer Mütter, Tanten und Cousinen, bedeuteten uneheliche Kinder Schande und Makel. Zahllose Ehen wurden geschlossen, um diesen

Makel zu vertuschen und zu verheimlichen. Sieht man die Hochzeitsfotos dieser Generation an, kann man sich dem Eindruck nicht entziehen, dass viele nun heiraten müssen, um Eltern, Familie und Gesellschaft zu genügen. Die Taillen der Bräute sind oft schon im fortgeschrittenen Stadium gerundet, schamhaft wird das Blumenbukett vor die Leibesmitte gepresst, die Augen des Brautpaares blicken ernst und seltsam freudlos, kurz gesagt, das Ganze macht einen verkrampften, wenn nicht deprimierenden Eindruck.

Und das alles einer scheinheiligen Moral zuliebe, die nur Zeitgeist war. Denn fünfzehn Jahre später war es plötzlich in Ordnung, ja bewundernswert, alle Fesseln abzustreifen. Nach dem Motto »Mein Bauch gehört mir« wollten Frauen ohne Männer Kinder, bekannten sich öffentlich zu Abtreibungen und lustvoller Sexualität mit möglichst vielen Männern.

Unsere Mütter fühlten sich noch geächtet von Gesellschaft und Kirche, die Töchter pfiffen auf all das Verstaubte und das alles nur ein paar Jahre später.

Zeitgeist, Trends und gesellschaftliche Werte sind schnellem Wandel unterzogen, wie uns die Geschichte mit genügend Beispielen immer wieder beweist. Nehmen wir ihn, den Zeitgeist, also nicht so ernst. Entlarven wir ihn vielmehr als das, was er ist: das geistige Ergebnis von einigen wenigen Menschen, die Macht haben!

Prüfen wir für uns: Deckt sich der herrschende Zeitgeist mit dem, was ich in mir als Wahrheit fühle? Oder steckt nur Fessel, Knebel und Machtanspruch von einigen wenigen Menschen dahinter, die so genannte Werte, Moral, Traditionen, Trends ... nach ihren Vorstellungen kreieren.

Bleiben wir dem treu, was aus unserem Körper, unserer Seele, unserem Geist als Wahrheit aufsteigt, laufen wir viel weniger Gefahr, uns von falschen Ideologien zum Sklaven machen zu lassen. Jeder Mensch, der sensibel, zentriert und bewusst ist, erkennt für sich Wahrheit. Ich muss hier an dieser Stelle nur an die grausamen, menschenverachtenden Ideologien und Wertvorstellungen des Dritten Reichs erinnern, um ein auf ewig furchtbares Beispiel anzuführen, wie es ist, wenn viele Menschen ihre eigene Wahrheit außer Acht lassen und unterdrücken.

Hören Sie auf sich, unangefochten von so genannter Moral, von Trends, von öffentlicher Meinung usw. und Sie werden zu jeder Zeit das Richtige tun, die richtigen Entscheidungen treffen.

WENN DIE SAAT
NICHT AUFGEHT ...

Wenn Frauen und Männer keine Kinder bekommen, bedeutet das für die Fülle des Lebens einen Verzicht, schreibt Bert Hellinger. Das heißt, dass das Leben mit all seiner Freude, Lust und seinen Möglichkeiten eine Einschränkung erfährt. Wer ungewollt kinderlos ist, kennt wahrscheinlich diesen Verzicht. Bei gewollter Kinderlosigkeit wird der Verzicht oft nicht gespürt oder negiert. Ein wichtiger Teil des Lebens, der Ehe bzw. der Paarbeziehung, findet nicht statt, auf ihn müssen oder wollen die betreffenden Frauen und Männer verzichten. Hierüber ist Trauer und Schmerz angemessen.

Ungewollte Kinderlosigkeit ist ein Schicksal. Ich gehe sogar so weit und behaupte, auch gewollte Kinderlosigkeit ist Schicksal. Ich möchte hier von meinen Erfahrungen aus meiner Praxis sprechen:

Ich habe des Öfteren erlebt, dass Frauen, nachdem sich familiäre Verstrickungen gelöst hatten und sie Zusammenhänge in der Familie von einer neuen Warte aus betrachten konnten, dann die Erkenntnis bekamen: »Also deshalb wollte ich nie Kinder!«

Einstellungen, Gedanken, Ängste, Vermeidungen, Entscheidungen sind vielfach »nur« Resultate auf dem Boden von

Verstrickungen und Schicksalswiederholungen. Und somit auch Schicksal! In manchen Fällen von gewollter Kinderlosigkeit sind in der Herkunftsfamilie abgetriebene Kinder, unterbrochene Beziehungen, Hinwendung zur Mutter (Weiblichkeit), unterbrochene Paarbeziehungen, früh verstorbene Kinder, Kinderlosigkeit einer Tante o.ä. zu finden.

Gewollt kinderlose Frauen und Männer erlauben sich meistens keine Trauer, keinen Schmerz. Sie haben ja selbst willentlich die Entscheidung getroffen. Eher machen sie sich oder dem Partner Vorwürfe oder tun so, wie wenn das Ganze unwichtig wäre und das Thema gar nicht existiere. Das führt aber nur zu innerem Unfrieden und Zweifel, der letztendlich auch entzweit. (Viele gewollt kinderlose Paare trennen sich.) Deshalb ist es gerade bei gewollt kinderlosen Frauen und Männern so wichtig, ganz bewusst zu trauern, bewusst den Schmerz zu empfinden, auch dann, wenn die Entscheidung selbst getroffen worden ist.

Kinderlos bleibt man ein Leben lang und das Thema taucht bei jeder Frau und bei jedem Mann in den verschiedenen Lebensphasen immer wieder auf. Es nimmt auch in der Lebensmitte, wenn die körperliche Fruchtbarkeit der Frauen versiegt, kein Ende.

Paare, die ungewollt kinderlos bleiben, finden oft leichter zu lösender Trauer und Schmerz. Ihnen ist bewusst, dass etwas, das größer ist als sie selbst – Schicksal, Gott, Höhere Macht – wirkt und waltet. Allerdings ist bei ungewollter Kinderlosigkeit die Gefahr groß, sich unkritisch und verzweifelt in die Mühlen der Schulmedizin zu begeben. Der tragische Weg führt oft vom Spezialisten zur Koryphäe, von Uniklinik zu Uniklinik, vom chirurgischen Eingriff zu künstlicher Befruchtung und Samenbank. Nach einer Reihe von Fehlschlägen und Fehlgeburten geschieht dann manchmal ein Wunder, und das Paar bekommt das lang ersehnte Kind.

Wesentlich öfter jedoch bleibt das Wunder aus, das Paar hat am Ende einige Fehlgeburten, die gar nicht als solche anerkannt und betrauert werden und invasive, oft traumatische medizinische Eingriffe hinter sich. Dem Menschen und seiner Wissenschaft sind Grenzen gesetzt. Hier gilt es, die Wirklichkeit anzuerkennen, hier löst die Annahme des Schicksals und des damit verbundenen Schmerzes.

Es gibt viele Motive für den Wunsch nach einem Kind: Manchmal soll ein Kind eine brüchige Beziehung kitten. Manchmal will der Partner/die Partnerin unbedingt ein Kind und man hat Angst, wenn keines kommt, dass der Partner dann geht. Manchmal wollen auch Eltern und Schwiegereltern unbedingt Enkel ...

Alle diese Motive haben eines gemeinsam: Das Kind bekommt bereits vor der Entstehung eine Aufgabe, eine bestimmte Funktion. Das noch ungeborene Kind soll helfen, damit es allen anderen besser geht. Das ist kein guter Anfang, weder für das zu erwartende Kind noch für die werdenden Eltern.

Je bewusster dieser ganze Themenkomplex ist, je ehrlicher Frauen und Männer damit umgehen und je mehr das Wohl des Kindes im Blick ist, desto bessere, sensiblere Entscheidungen können getroffen werden.

* * *

Verzicht und Trauer bleiben ein Leben lang mal mehr, mal weniger spürbar. Mit diesem Thema schließt man nie ab, auch nicht durch Analyse und Psychotherapie, das wäre Illusion!

Je älter wir werden, je mehr das Leben voranschreitet, desto häufiger sind wir mit dem konfrontiert, dass eben keine Kinder uns begraben, dass keine Kinder uns beerben, dass in keinem Kind, Enkel, Urenkel etwas von uns weiterfließt und weiterlebt.

Was könnte als Trost gereichen?

- Suchen Sie Kontakt und Bindung zu den Kindern Ihrer Geschwister, Ihrer Freundinnen, Familie, Ihres Freundes- und Bekanntenkreises.
- Schaffen Sie bewusst etwas, das in Ihren Augen bleibt, zum Beispiel eine Handarbeit (Oh, das sind die Häkelspitzen von Tante Louise, wie sie das damals nur gemacht hat, so fein, das könnte ich nie ...), ein selbst gemaltes Bild, Briefe, Tagebuch, Reiseberichte, ein gepflanzter Baum (schau, das ist der Apfelbaum, den Tante Sarah an ihrem sechzigsten Geburtstag gepflanzt hat ...).
- Bestimmen Sie selber Ihre Erben und das, was jeder bekommen soll, zu Ihren Lebzeiten (Diana bekommt meine Perlenkette ...).
- Sorgen Sie rechtzeitig und schriftlich für Ihr Älterwerden, Ihre Pflegebedürftigkeit, Krankheit vor.
- Tun Sie alles Notwendige, um gesund, vital und voller Lebensfreude zu bleiben.
- Lassen Sie sich von dem Gedanken an den eigenen Tod nicht schrecken und legen Sie fest, wie Sie beerdigt werden wollen. Bleiben Sie bis zuletzt eigenmächtig und damit eigenverantwortlich!

DAS BLUT

Frauen haben von jeher eine besondere Beziehung zum roten Strom, dem Blut. Die monatliche Blutung verbindet Frauen auf der ganzen Welt zu Blutsschwestern. Schade, dass diese Dimension so wenig erfasst wird.

Im weiblichen Körper vollzieht sich ca. fünfunddreißig bis vierzig Jahre lang jeden Monat ein Wunder. Viele Frauen haben zu diesem Wunderbaren jedoch nur wenig oder gar keinen Zugang. Die Monatsblutung wird, je nachdem, wie die Mutter und die weiblichen Bezugspersonen in einer Familie damit umgehen oder umgegangen sind, geprägt von Unwohlsein, Bauchschmerzen, Lästigsein oder auch Opferhaltung erlebt.

In älteren Kulturen und Naturreligionen wurde die weibliche Blutung als Mysterium gesehen, in dieser Zeit hatten die Frauen ihre große spirituelle Macht und viele Männer fürchteten sie. Blut wurde im Zusammenhang mit Fruchtbarkeit gesehen und verdiente daher Achtung und Respekt. Die Priesterinnen des Altertums opferten ihr Menstruationsblut auf den Altären, sie benötigten auf diese Weise weder Tier- noch anderes Menschenblut. Symbolisch gaben sie Blut und mit ihm das unbefruchtete Ei der Göttin und Mutter Erde zurück. Eine andere Art der Opferung war das über die Felder

Laufen nackter Jungfrauen, die ihr Blut zum Dünger für Mutter Erde ausbrachten.

Eine Frau, die ihren Zyklus beobachtet, weiß genau, wann sie ihren Eisprung hat und wann die Blutung kommen wird. Diese Beobachtung der körperlichen Vorgänge ist die Voraussetzung für Lunaception, eine weise, natürliche, bis in die heutige Zeit hinein aktuelle Geburtenkontrolle. Der Weisheit des eigenen Körpers zu vertrauen, Gefühl und Sensibilität für ihn zu entwickeln, würde uns so manchen Gang zum Gynäkologen ersparen und auch den Gebrauch von Antibaby-Pillen, Spiralen und Sterilisationen.

Nicht immer sind Frauen beim Frauenarzt gut aufgehoben. Manche Ärzte sind schnelle Befürworter von Gebärmutteramputationen, nach dem Motto: »Sie sind ja jetzt schon achtunddreißig und wollen keine Kinder mehr. Sie brauchen Ihre Gebärmutter nicht mehr, schneiden wir sie heraus!« Auch Frauenärzte wollen und müssen operieren und für den Facharzt für Frauenheilkunde müssen soundsoviele Gebärmütter dran glauben.

＊ ＊ ＊

Vor dem Fenster des »Roten Salons« wirbeln die Schneeflocken. Nun hat Väterchen Frost das Land fest in seinem eisekalten Griff. Seit Tagen schneit und stürmt es unablässig. Da ist der Glückshof eine warme, behagliche Oase, beschützt und gut aufgehoben fühle ich mich wie im Schoß der Mutter. Gut, jetzt nicht vor die Tür zu müssen. Die Speisekammer ist noch gefüllt.

Schneeflöckchen, Weißröckchen ... immer mehr, draußen liegt bereits ein halber Meter Schnee. Die Katzen hüpfen wie Kängurus durch den Garten.

Ein leichtes Bauchziehen erinnert mich, dass heute der erste Tag meiner Monatsblutung ist. In den letzten Jahren habe ich sie richtig lieb gewonnen, als treue Begleiterin war sie bis auf sehr wenige Ausnahmen immer verlässlich pünktlich. Bis auf die Anfangsjahre hatte ich auch nie wirklich Schmerzen zu erleiden. Jetzt mit siebenundvierzig geht die Mondzeit bald zur Neige. Das wird vermutlich erst einmal sehr ungewohnt sein, wenn kein Blut mehr kommt, kein Zyklus mehr stattfindet. Wie wird sich das anfühlen, keine Unterbrechung mehr der »normalen« Tage? Ich habe noch keine Ahnung, ob stattdessen irgendetwas anderes kommt, ein körperliches Zeichen, ein anderer Schmerz, eine andere Reinigung?

Periode, Menstruation, Mondzeit – treue Begleiterin meines Frauenlebens, bald naht der Abschied. Seit dem ersten Mal gab es nie Zeiten ohne dich, ich habe nie erlebt, dass du ausbleibst. Wenn ich mich dem Gefühl ganz überlasse, spüre ich die Trauer und die Wehmut darüber. Du bist und warst all die Zeit wie eine gute treue Freundin. Das kann ich erst jetzt erkennen, wenn der Abschied nahe ist, denn unsere Beziehungen waren nicht immer so ungestört. Es gab Zeiten, da habe ich dich gehasst, die Zeiten, in denen ich mir ein Kind wünschte. Und wie enttäuscht ich jedes Mal über die roten Tropfen im Schlüpfer war! Eine Zeit voller Hoffnung und Verzweiflung, ein ewiges Auf und Ab zwischen Eisprung und Blutung.

Früher, als Schulmädchen, da warst du mir beim Turnunterricht ganz recht, da saß ich mit den anderen Mädchen auf der Ruhebank, wir tuschelten uns das Neueste zu und waren befreit von dem ungeliebten Geräteturnen. Später kamen die ersten Freunde und Liebhaber, dein Kommen war Erleichterung und Aufatmen, damals, als ich keine Kinder wollte.

Nun, am Ende unserer gemeinsamen Zeit, habe ich dich lieb gewonnen, deine Stärke, deine Farbe und deinen Geruch, das leichte Ziehen im Unterbauch. Ich werde dir ein Denkmal setzen, etwas, was mich an dich erinnert. In dem Monat, in dem du das erste Mal ausbleibst, werde ich mir einen Ring mit einem roten Stein machen lassen, vielleicht mit einem Granaten, seine Farbe ist der deinen ähnlich. Dieser Ring wird mich an deiner statt begleiten und den Bund mit dir halten.

❋ ❋ ❋

Im modernen Zeitalter sind die Blutungen medizinisch genauestens identifiziert, recherchiert und in ihre einzelnen Bestandteile zerlegt und bis ins Kleinste erklärbar. Das Mystische ist weit weg gerückt. Nichts merken, nichts riechen und nichts sehen kennzeichnet die Haltung der so genannten modernen Gesellschaft. Schmerzmittel, Intim-Waschlotionen und Tampons sind die Requisiten der monatlichen Belästigung geworden. Das Dunkle, Mystische, Tierhafte wird ausgegrenzt und abgelehnt. Missgestimmtheiten, Launen, Aggressionen, Gefühlswallungen und Melancholien werden bekämpft oder hilflos ertragen.

Vielleicht liegt ja darunter ein Sehnen nach der alten Zeit: Frauen unter sich am Feuer, im Tipi, in der Menstruationshütte, in der Höhle, sich stärkend bei frischen Früchten, Heiltees, bei Handarbeiten, beim Träumen, bei Spaß und Gelächter und Heilungszeremonien.

In einer Zeit, als das elektrische Licht noch nicht erfunden war, menstruierten die Frauen oft zur selben Mondzeit. Der Mond, in der deutschen Sprache leider männlich, reguliert nicht nur Ebbe und Flut der Ozeane, er beeinflusst alle

Wasser: Lebenssäfte in Bäumen, in Pflanzen, menschliche Gehirnflüssigkeiten und die Blutzyklen von Mensch und Tier.

Die Wandelphasen des Mondes versinnbildlichen die Wandelphasen der Frau. Ebbe, rote Flut und fruchtbares Wattenmeer sind Synonyme für Menstruation, unfruchtbare und fruchtbare Tage innerhalb eines Monats bzw. von achtundzwanzig Tagen. Die alten Mondkalender beinhalteten dreizehn Monde, somit dreizehn Monate.

Blut ist Macht, weibliche Macht, weibliches Mysterium und Stolz darauf wäre angebracht. In Wirklichkeit neigen Frauen dazu, die Menstruation als Schwäche zu erleben, als Symptom, als Krankheit mit Schmerzen, als Belästigung, Last und Unwohlsein, die es zu verbergen gilt. Deshalb kann auch nicht wahrgenommen werden, dass genau in dieser Zeit die weibliche spirituelle Hoch-Zeit stattfindet, in der Frauen zutiefst mit den Mysterien und Wundern des menschlichen Lebens verbunden sind.

Schade um das sich Monat für Monat vollziehende Wunder, wenn es nicht als solches erkannt wird. Es braucht auch hier nur eine andere Art von Gedanken, eine andere Sichtweise, um die Mondzeit als kostbar zu schätzen, als weibliche Urkraft willkommen zu heißen und zu feiern.

Mit dem monatlichen Blut sind wir nicht nur mit spiritueller Kraft in Verbindung und mit den Mysterien von Schwangerschaft und Geburt, sondern auch mit Sterben und Tod. Blut ist der Saft des Lebens und früher fanden viele Frauen bei der Geburt eines Kindes den Tod, weil das Blut nicht aufzuhalten war und mit dem Blut das Leben der Gebärenden verströmt ist. Die Angst vor Sterben und Tod im Zusammenhang von Zyklus, Schwangerschaft und Geburt wird bei jeder Monatsblutung reaktiviert, ob es bewusst ist oder nicht. Nicht zuletzt deshalb wird versucht, Blut so unsichtbar wie möglich zu machen. Das gelingt besonders gut mit Tampons.

Doch die Angst ist trotzdem da, nur unbewusst. Sie äußert sich dann in Aggression, in Schmerz, in Negativität. Darf die Angst bewusst werden, indem sie zugelassen und gespürt wird, verstehen wir, dass sie Teil von weiblichem Schicksal ist, dass die Angst dazugehört, genauso wie das Risiko, das aus dem Vollzug körperlicher Liebe immer noch entstehen kann.

Zur gegenseitigen Stärkung können Frauen bei Kaffee oder Tee Rituale und Zeremonien entwerfen, die sie anbinden an Mütter, Großmütter und Ahninnen. Diese Rituale und Zeremonien müssen nicht kompliziert sein und es ist kein spezielles Wissen notwendig. Ein Ritual kann sein: monatliche Treffen bei Vollmond, wo gesungen, getanzt und gegessen wird, ein Kaffeeklatsch mit einer Räucherung zur Reinigung der Aura und Atmosphäre, ein Besuch der Frauensauna mit Massagen ... usw. Geschieht eine Handlung, ein Zusammentreffen in einem bestimmten, dafür vorgesehenen Rahmen, entsteht ein Ritual.

Wenn junge Mädchen ihre erste Periode bekommen, ist es eindrucksvoll, wenn Mütter ein Fest veranstalten, in dessen Rahmen die Mädchen rituell in den Kreis der Frauen aufgenommen werden. Auf diese Weise kann die erste Periode ein Tor zur weiblichen Kraft werden. Diese Mädchen werden zukünftige Blutungen in einem anderen Geist erleben als Mädchen, die medizinisch- hygienische Vorträge hören und mehr oder weniger verschämt die Tamponschachtel in die Hand gedrückt bekommen.

Die erste Periode ist ein besonderes Erlebnis im Leben jeder Frau, wir dürfen beruhigt etwas daraus machen. Vielleicht fehlen die Vorbilder, doch haben alle Frauen Fantasie und Kreativität und die Erinnerung daran, wie es ihnen ergangen ist beim ersten Mal, was sie sich gewünscht und was ihnen gut getan hätte, um nun für die jungen Frauen ein Ritual zu erschaffen, das die Aufnahme in ein positives Frauenleben ermöglicht.

Vorschlag für ein Ritual bei der ersten Blutung

Bei dem Ritual geht es um die freudige Aufnahme in den Kreis der Frauen. Dazu eignet sich ein Fest, das mehrere Mädchen zusammen mit ihren Müttern und anderen weiblichen Bezugspersonen feiern. Alle treffen sich in einem Raum, der vielleicht mit roten Tüchern, Stoffen, Blumen und Kissen ausgestattet wurde. Die Frauen können sich für diese Feier rote Gewänder anlegen oder zumindest rote Tücher um sich drapieren.

Nun könnten zwei Kreise gebildet werden, ein äußerer und ein innerer Kreis. Außen sitzen die Frauen und Mütter, innen die jungen Mädchen. Die älteste der Frauen leitet das Ritual. Bevor sie nun der Reihe nach jedes Mädchen zuerst zu seiner Mutter, dann zu jeder anderen Frau im Außenkreis führt, bekommt das Mädchen von ihr einen roten Umhang, eine Schärpe oder ähnliches. Von allen Frauen bekommt sie ein Geschenk, einen Segen und einen Willkommensgruß. In der Mitte des Kreises wird nun von der Ritualleiterin eine Räucherschale entzündet. Myrrhe, Beifuß, Hirschhorn und Safran unterstützen den Fluss des Blutes und stärken die Fruchtbarkeit. Jedes Mädchen stellt sich über die Räucherschale, bevor sie den Platz zur Linken von ihrer Mutter im Außenkreis einnimmt.

Sitzen alle im Außenkreis, nennt die Ritualleiterin die einzelnen Mädchen beim Namen. Mit einem Gebet nimmt sie das betreffende Mädchen in den Kreis der weiblichen Ahninnen auf.

Das Ritual ist beendet, das Festessen bereitgestellt, der rote Rebensaft mag fließen. Tanz, Gelächter und Ausgelassenheit beherrschen nun die Szene.

Als Geschenke eignen sich: Halbedelsteine wie Mondstein, Rosenquarz, Granat, Koralle ... Rosen, Lilien, Gedichte, Sinnsprüche, Menstruationstagebuch, Amulett, Ring, Armreif, Räucherwerk, Fotoalbum ...

❋ ❋ ❋

In der Zeit der letzten Blutungen ist eine Zeremonie, ein Ritual, für den Abschied vom Blutstrom sehr hilfreich, um die Schwelle, die den neuen Lebensabschnitt markiert, bewusst zu erleben.

Für eine Frau bedeutet das Aufhören der Blutung Abschied zu nehmen von der körperlichen Fruchtbarkeit. Das ist ein Abschied für immer und deshalb auch für viele schwer und traurig. Unwiderruflich sind die Jahre der Schwangerschaft und des Gebärens vorbei. Angst vor Älterwerden und Alter verstärkt oft die innere Abschiedstrauer und leistet der Gegenwehr Vorschub, die sich in Hormonsubstitution, Wechseljahrsbeschwerden und Gesichtsstraffung ausdrückt.

Die Gefahr besteht, an der Oberfläche zu verweilen, das Karussell des »Forever Young« zu besteigen und sich und die eigene Würde bei dessen irrwitziger Fahrt zu verlieren. Zugegeben, in den westlichen Ländern werden die Ältesten sehr wenig geachtet, daher ist es auch wenig verlockend, alt zu werden.

In den östlichen Ländern und bei den Naturvölkern ist es genau umgekehrt. Alte und Älteste werden geachtet, um Rat gefragt und haben Entscheidungsgewalt. In den Ländern und Kontinenten, in denen die Ältesten geachtet und respektiert werden, sind Wechseljahrsbeschwerden völlig unbekannt.

Ganz krass dagegen das Beispiel aus dem »weißen« Nord-Amerika, wo sich Mütter als Freundinnen ihrer Töchter empfinden und oftmals durch ein gelungenes Facelifting auch noch »jünger« als dieselben erscheinen.

Wichtig ist es also, sich bewusst dieser Phase des Übergangs zu stellen, voll und ganz und ohne Ausflüchte. Die Trauer und den Schmerz über Vergangenes zu spüren. Dabei ist alles gefragt, was bisher an seelischem Wachstum, an Lebenserfahrung und Vertrauen angesammelt wurde. Dem Vertrauen, das in den Fluss des Lebens gesetzt wird, entspringt auch die Kraft, die durch schwere Zeiten trägt.

Diese Kraft lässt körperliche Veränderungen bemerken, ohne dass sie als unerwünschte Symptome einer vermeintlichen Krankheit mit Tabletten, Salben und Hormonen bekämpft werden müssen. Sie lässt uns würdig werden für das kommende Zeitalter, das durchaus golden sein kann. Ein Zeitalter der reifen Königin mit voller weiblicher Attraktivität, sexueller Lust und überbordender Freude am Leben. Die Jahre des Wandels werden zu Jahren der Bewusstheit, der vollen Entscheidungsfähigkeit und der Eigenverantwortlichkeit.

Die Königin vergleicht sich nicht mit Prinzessinnen, auch wenn die jung und faltenlos scheinbar die Szene beherrschen. Die Königin betritt die Bar in voller Größe, in vollem Bewusstsein ihrer »Gewichtigkeit«, voller Lebenserfahrung. Sie kennt ihren Wert, sie mag sich und ist mit sich im Reinen. Sie interessiert sich nicht für gealterte Muttersöhne, weist aber ein nettes Gespräch mit dem viel jüngeren Barkeeper nicht zurück. Die Königin empfindet andere Frauen nicht als Konkurrentinnen, sie schätzt deren Jugend, Schönheit und Unbeschwertheit. Sie schätzt aber auch sich selbst, ihr Alter, ihre Reife, ihre Ausstrahlung, ihre Erfahrung. Die reife Frau in den Wechseljahren weiß, wer sie ist, sie kennt ihre Stärken und Schwächen und sie liebt beides gleichermaßen.

Die Zeiten des Zauderns, der Ohnmächtigkeit, der Opferrolle, der Vorwürfe sind vorüber. Jetzt, auf der Höhe des Lebens, gilt es, Altes und Überkommenes loszulassen oder, wie ein Alchimist, Altes umzuwandeln in Gold. Dieses Gold ist dann Fundament und Basis für das goldene Zeitalter, das nun beginnen mag.

Jeder Mann und jede Frau sind Herr und Herrin darüber, welchen Gedanken sie Macht verleihen und welchen Weg sie wählen. In der westlichen Welt existieren tatsächlich wenig Vorbilder von Frauen und Männern, die als sie selbst im goldenen Zeitalter leben. In Hochglanzmagazinen lesen wir über prominente Menschen aus Politik, Film und Wirtschaft, aber das, was wir da sehen, erscheint wenig erstrebenswert und die Porträtierten sind selten Vorbilder für ein sinnvolles Älterwerden.

Alle, die wir diese Phase durchleben, sind gefragt, ein neues Konzept zu entwickeln, das uns dabei hilft, das Lohnenswerte zu erkennen und das vielleicht alle Jüngeren zugleich ermutigt, älter zu werden.

In den so genannten Wechseljahren wird der Wandel von einer Lebenshälfte zur anderen körperlich, seelisch und geistig bewusst erlebbar, wenn wir ihm die Chance dazu geben. Im bewussten Erleben der Veränderungen und der Symptome liegt die Möglichkeit für eine Umwandlung, die uns persönlich zum Wachstum auf allen Ebenen gereicht.

Jeder Mensch trägt in sich die Sehnsucht nach einem sinnvollen Leben, doch nur wir selbst haben die Macht, Wege zu beschreiten, die den eigenen unverwechselbaren Sinn, die eigene Berufung, den eigenen Beitrag erkennbar machen. Erlösung, Erleuchtung, Weisheit, Heilung geschehen nicht durch äußere Situationen und Einflüsse, sie geschehen im Inneren des Menschen. Äußere Einflüsse können vielleicht helfen oder manches positiv begünstigen, aber Heilung und Transformation finden im Inneren von Körper, Seele und Geist statt, ohne unser Zutun.

Es ist unsere Pflicht herauszufinden, wer wir selbst sind, Kontakt mit unserem Kern, unserer Quelle zu bekommen, um zu verstehen, welchen Beitrag wir zum Großen und Ganzen leisten können.

Wir sind nicht auf dieser Erde, um Besitztümer anzuhäufen, um berühmt zu werden, um in Urlaub zu fahren, organisierte Abenteuer zu erleben, Meere zu befahren und Berge zu besteigen, das sind alles nur Nebensächlichkeiten. Wir Menschen sind auf der Welt und in diesem Leben, um die eigene unverwechselbare Essenz, den göttlichen Kern mit allen anderen Menschen, Tieren, Pflanzen, die ganze Schöpfung, das ganze Universum zu verweben, verbunden zu sein und darin aufzugehen, zu sterben und zu werden.

Vorschlag für ein Ritual für die letzte Blutung

Mehrere Frauen unterschiedlichen Alters treffen sich vorzugsweise draußen in der Natur, im Garten, auf einer Wiese oder im Wald.

Es werden zwei Kreise gebildet, wobei sich die Frauen bei den Händen halten. Zwischen den Kreisen wird ein Tor, ein Durchgang errichtet. Im Garten könnte das ein Rosenbogen sein, zwei aufrechte Pflöcke oder stärkere Äste erfüllen den Zweck genauso.

Nun wird im ersten Kreis getrommelt, gestampft, gesungen und geklatscht. Nach einer guten Weile lösen sich die Frauen, die aufgehört haben zu bluten, aus diesem Kreis, verneigen sich und danken. Sie treten einzeln durch das »Tor« und vollziehen den Wechsel von einem Zeitalter in das andere, indem sie den einen Kreis hinter sich lassen und sich dem nächsten zuwenden.

Von den Frauen aus dem zweiten Kreis bekommt jede Neuangekommene eine Krone aufgesetzt, das kann ein Blütenkranz sein, ein Kranz aus Tannenzweigen oder aus Blättern, Kastanien, Buchsbaum usw. Anschließend bekommt sie einen Umhang, weiß, gold oder königsblau. Das können Decken, Stoffe oder Bettbezüge sein. Jede Frau wird willkommen geheißen, umarmt und reiht sich dann in diesen Kreis ein. Danach wird gesungen, getrommelt, getanzt und geräuchert.

Im Haus wartet ein Festmahl, bei dem die Frauen aus dem ersten Kreis die Frauen aus dem zweiten Kreis bedienen und für ihr Wohlergehen sorgen, bis sich das Festgelage in Wohlgefallen auflöst.

EINE TRAUMREISE

Es war einmal ein kleines Dorf. In einem der schindelgedeckten Häuschen lebte eine junge Frau. Sie lebte dort ganz alleine, ihre Eltern wohnten weit weg in einer großen Stadt am Fluss.

Die junge Frau musste selbst für ihren Lebensunterhalt sorgen und hatte deshalb in ihrem Dachstübchen eine komplette EDV-Anlage stehen. Jeden Tag saß sie vor dem Computer und strickte an ihrer Karriereleiter.

So lebte sie ihre Tage, jahraus, jahrein. Abends ging sie manchmal mit Freunden aus, aber so richtig unterhalten konnte sie sich mit ihnen nicht. Sie wusste nicht so recht, was und wie sie sich fühlte und wer sie im Innersten war. Die Tage reihten sich aneinander und glichen sich wie ein Ei dem anderen.

Eines Abends, sie saß gerade vor ihrer aufgetauten Pizza, klopfte es an die Holztür ihres Häuschens. Erstaunt öffnete sie die Tür. Zuerst erblickten ihre Augen nichts als Dunkelheit und ihre Ohren vernahmen nur nächtliche Stille. Doch dann, als sich ihre Augen an die Dunkelheit gewöhnt hatten und sie ihren Blick senkte, bemerkte sie die kleine, weißhaarige Frau, die vor ihr stand und einen Korb in der Hand hielt. Sie erkannte die Frau als allein stehende Alte aus dem Dorf.

»Bitte, kommt doch herein«, höflich trat die junge Frau bei diesen Worten zur Seite. Sie ließ die alte Frau an sich vorbei ins Innere des Häuschens treten.

»Setzen Sie sich bitte.« Die alte Frau setzte sich mit einem unwillkürlichen Ächzer auf den nachgiebigen Sessel, den ihr die junge Frau hingeschoben hatte. »Danke«, sagte sie und ordnete dabei den Faltenwurf ihres Rockes.

Die junge Frau nahm ihr gegenüber auf einem roten harten Plastik-Designer-Stuhl Platz und sah sie gespannt an. Nun bückte sich die Alte und holte aus ihrem Korb allerlei fremdartige Dinge heraus und legte sie geordnet neben sich auf den Glasbeistelltisch. Es handelte sich um eine größere Muschelschale, einen Mörser samt Stößel, gelbliche kleine Steinchen, trockene Blätter und Stängel, dazu eine große Feder, deren Kiel mit Leder umwickelt und mit bunten Glasperlen bestickt war. Sie legte alles feinsäuberlich aus und in eine gewisse Ordnung.

Als sie aufsah und den fragenden Blick der Jungen bemerkte, erklärte die Alte mit einem feinen Lächeln um die faltigen Mundwinkel, dass sie geschickt worden wäre, um in diesem Haus eine Räucherzeremonie abzuhalten. Jemand, den sie nicht näher beschrieb, habe ihr diesen Auftrag gegeben, sagte sie abschließend. Als die junge Frau zu einer Frage anhob, legte die Alte bedeutungsvoll den Zeigefinger auf ihre Lippen.

Nach nochmaligem Griff in den Korb beförderte sie ein Päckchen schwedischer Zündhölzer zutage. Sie waren besonders lang und hatten hübsche türkisfarbene Zündköpfchen. Das Bild auf der Zündholzschachtel glich dem Bild einer indischen Gottheit, die die junge Frau einmal in einem Tempel auf Sri Lanka als Mutter von Siddhartha gesehen hatte. Diese Göttin hatte so ein liebreizendes Gesicht und eine so liebende Ausstrahlung, die sie damals sehr berührte und die sie nie vergessen hatte. Oben in ihrer Schlafkammer hing neben ihrem Bett ein Bild mit der Fotografie dieser Göttin. Welch ein seltsamer Zufall.

Zielstrebig begann die Alte nun die goldgelben Steinchen im Mörser klein zu mahlen und aus den getrockneten Blättern und Stängeln ein feines Pulver herzustellen. Das junge Mädchen sah fasziniert auf die vom Alter gezeichneten knotigen Hände der Frau und beobachtete ihr konzentriertes Tun.

Die Alte schichtete nun ein paar ganz gebliebene Stängel und Blätter in die Muschelschale. Es sah wie ein kleines Miniaturlagerfeuer aus. Dann hielt sie das entzündete Schwedenhölzchen an den Stängel- und Blätterhaufen und bald flammte dieser auf. Mit der großen Feder schlug sie die Flammen aus und streute von dem gemörserten Pulver etwas auf die Glut.

Ein schweres, dumpfes Aroma entströmte alsbald der Muschelschale. Die junge Frau nahm wahr, wie die Alte sich erhob und sich selbst beräucherte, indem sie die Muschelschale in Brusthöhe hielt, sich mit der Feder den Rauch zufächelte und dabei leise Worte murmelte.

Alsdann fächelte sie in alle vier Himmelsrichtungen und nach unten und nach oben. Auch dieses Mal verstand sie die gemurmelten Worte nicht. Nun stand die Alte direkt vor ihr, bedeutete ihr, sich zu erheben und fächelte ihr Schwaden des Rauches zu. Unwillkürlich schloss sie dabei ihre Augen, bis eine Hand auf ihrer Schulter sie umdrehen hieß. Dann bemerkte sie die Luftzüge und leichten Berührungen der Feder auf ihrem Rücken und am Hinterkopf. Mit dem vielen Rauch im Raum spürte sie eine plötzliche Benommenheit, ein Schwindelgefühl, und sie registrierte noch, dass sie in etwas Warmes, Weiches sank, dann verlor sie sich.

Auf einer breiten, römischen Ruheliege, inmitten von weichen Samtkissen und warmen Tierfellen, fand sie sich wieder. Wohlig streckte sie ihre Glieder und gähnte ein paar Mal herzhaft. Sie begann sich umzusehen. Wo war sie? Irgendwie fremd und vertraut zugleich. Im Hintergrund nahm sie mit dem rechten Augenwinkel etwas Helles, Fließendes und Gleißendes wahr, das sich bewegte. Sie wandte nun vollends den Kopf in diese Richtung und war zunächst geblendet. Eine Erscheinung, die in einen Silberlamé-Umhang gekleidet war, kam langsam auf sie zu. Der Umhang, der sich vorn öffnete, gab die Gestalt einer Frau zu erkennen, die zugleich Zartheit und Stärke ausstrahlte. Die Gestalt blieb einige Meter vor ihr stehen, streifte die Kapuze ihres Umhangs zurück und schüttelte die Silberflut ihres hüftlangen Haares frei. Große grünblaue Augen sahen sie eindringlich und unverwandt an.

Die Frau öffnete ihre Lippen und mit einer Stimme, die wie das Rauschen des Meeres klang, verkündete sie: »Ich bin die Mondgöttin und ich habe dich zu mir gerufen, weil ich eine wichtige Botschaft für dich habe. Nun höre gut zu, was ich dir zu sagen habe, merke es dir genau und teile es den anderen Menschen mit. Du und jede andere Frau, ihr habt ein Geschenk von mir erhalten. Einmal im Monat bekommt ihr die Mondzeit, eure Blutung. In dieser Zeit seid ihr aufs Innigste mit mir verbunden. In der alten Zeit habt ihr das alle gewusst, doch dieses Wissen ging euch verloren. Deshalb habe ich dich zu mir gerufen, dass ich dich und damit alle anderen daran erinnere. Eure Mondzeit ist eine geschenkte Zeit nur für euch, sie dient euch zur Erholung und zum Visionieren, zum Träumen und Kräftesammeln. Ihr seid damit Teil des uralten Bundes von Himmel und Erde, Teil der ewigen Mysterien. Erneuert jede Mondzeit den Bund mit mir und denkt daran, dass ich euch liebe. Gebt euch selbst und gegenseitig alle Liebe, Würde und Ehre als Hüterinnen des Mondschatzes, denn damit ehrt, würdigt und liebt ihr auch mich. Ihr Frauen seid von mir erwählt worden, Trägerinnen der Mysterien zu sein, deshalb feiert und genießt eure Mondzeit mit Freude und in dem Bewusstsein, dass ihr alle untereinander Schwestern seid, dass das rote Blut euch auf immer miteinander verbindet. Geh nun hinaus, meine kleine Tochter, und künde all deinen anderen Schwestern von meiner Botschaft.«

Mit diesen Worten schob die Mondgöttin die Kapuze über ihre Silberhaare, hob ihre Hände zum Segen und zog sich dann zurück, bis sie nicht mehr zu sehen war. Nur dort, wo sie gestanden hatte, war ein Silberglanz übrig geblieben, der langsam verblasste.

Die junge Frau, die sich gespannt aufgerichtet hatte, damit ihr keine Silbe der Botschaft entgehe, ließ sich wieder in die weichen Kissen zurücksinken. Sie lauschte in sich hinein.

Etwas in ihr war verwandelt, so, als ob ein Licht die Finsternis erhellte. Etwas in ihr erkannte mit schmerzlichem Sehnen die tiefe Wahrheit, die sie soeben vernommen hatte. Sie verstand, dass sie nicht mehr die gleiche war wie zuvor. Es war etwas Grundlegendes verändert worden. Sie wusste jetzt, dass sie, angeschlossen an das uralte Wissen, ihr Frausein nun in einer viel tieferen Dimension begreifen würde. Die junge Frau erkannte die Tragweite ihres Auftrags und versprach der Mondgöttin mit leise geflüsterten Worten ihren vollen Einsatz.

Mit diesem Versprechen auf den Lippen fand sie sich in ihrem eigenen Bett in ihrem kleinen Häuschen wieder. Der Duft von Salbei, Myrrhe und Weihrauch hing noch schwach in den Zimmerecken und ein bisschen benommen rieb sie sich die Augen. Sie war allein.

Voller Freude lief sie ans offene Fenster und betrachtete den Vollmond, der wie eine silberne Frisbee-Scheibe am Himmel hing, mit neuen und wissenden Augen. Sie ließ sich von den Silberstrahlen bescheinen und spürte die starke Verbindung zu ihm. Gleichzeitig breitete sich Kraft, Liebe und Gewissheit in ihr aus, den Auftrag der Mondgöttin zu erfüllen.

Mit erhobener Hand grüßte sie die Vollmondin, lächelte ihr zu und wandte sich dann ab, um in ihr warmes Bett zu schlüpfen und zu träumen.

✳ ✳ ✳

Die Mondzyklen und die monatlichen Zyklen der Frauen sind unweigerlich miteinander verbunden und stellen das Herz uralter weiblicher Mysterien dar. Fünfhundert Jahre vor Christus entstand in Griechenland der erste Diana-Kult zur Anbetung der Mondgöttin. Die aufsteigenden Kräfte des zunehmenden Mondes symbolisieren die Mädchen- und Jungfrauen-Zeit. Sie wird von der griechischen Artemis und der römischen Diana repräsentiert.

Der volle Mond symbolisiert den Vollbesitz der Kräfte, also die Zeit der Mutterschaft und Fruchtbarkeit. Die ägyptische Neith, Isis und die irische Göttin Re begleiten diese Phase als Vollmond-Göttinnen.

Die absteigenden Kräfte des abnehmenden Mondes symbolisieren die Zeit des Älterwerdens, des Alters und damit auch der Erfahrung und der Weisheit. Die griechische Hekate und die sumerische Levannah stehen mit dieser Phase in Verbindung.

Die wechselhafte Erscheinung des Nachtgestirns repräsentiert seit alters her Unbeständigkeit und steten Wandel, aber auch Launenhaftigkeit, Passivität und Verführbarkeit. Der Mond steht ebenfalls in Zusammenhang mit dem Reich des Unbewussten, des Schattens und des Labyrinths. Das vereinfachte Zeichen des Labyrinths ist die Doppelspirale, die man überall auf der Welt entdecken kann.

Die Spirale, wie auch die Schlange, ist immer ein Symbol für die Verehrung der Göttin. Sie stellt besonders den Aspekt der weiblichen Kraft der Regeneration, des Hineingehens und Herauskommens und der Häutung, der Geburt und des Todes dar. Das Abstreifen der alten Haut und der Beginn des Neuen, die ewig zyklische Versinnbildlichung von Leben und Tod.

RITUALE

Rituale stellen wichtige traditionelle Inhalte und Bestandteile des Lebens dar. Sie enthalten und bekräftigen gemeinschaftliche Werte, Traditionen, Übergänge, Veränderungen, Freuden, Leid und Trauer. All die Ereignisse und Situationen, die menschliches Leben ausmachen, was Familien und die Gemeinschaften zusammenhält. Traditionen und Rituale sind die Kettenglieder, die die Generationen, die Späteren mit den Früheren, verbinden. Sie sind der Rahmen, um Freude und Glück sowie Kummer und Leid auszutauschen und gemeinsam zu erleben.

Jeder Mensch hat seine ureigenen Rituale, die er in den Alltag einbringt, oft ohne darüber nachzudenken. Ankleiden, Zähneputzen, sich zu einer Mahlzeit hinzusetzen, schlafen zu gehen, all das sind kleine Rituale. Darüber hinaus kann jeder noch weitere Rituale entwickeln und allein oder mit Familie, Freunden oder Dorfmitgliedern zelebrieren. Das können Rituale für bestimmte Lebenssituationen sein, Wechsel der Jahreszeiten, Übergangszeiten und Mondzyklen. Ein Ritual zu erschaffen und auszuüben ist eine machtvolle Bestätigung.

Wer es unterlässt, wichtige Lebensveränderungen und Ereignisse zu bestätigen und zu feiern, der entwertet die Übergänge, macht sie unsichtbar und bedeutungslos. Ein Ritual könnte stattfinden bei körperlichen Veränderungen, bei der ersten oder letzten Blutung, Volljährigkeit, Schwangerschaft, Geburt, wenn eine neue Beziehung sehr wichtig wird, wenn eine Arbeit, ein Projekt abgeschlossen ist, ein Buch fertig geschrieben ist, dann können wir es mit einem Ritual verabschieden.

Die Zeit des Wechsels von einer Lebenshälfte in die andere, die Lebensmitte, kann mit einem kraftvollen Ritual markiert und gefeiert werden. Aktiv gefeiert ist allemal besser und leichter als passiv gelitten und in der Opferrolle in die Wechseljahre zu stolpern.

Lassen wir die Hitze kommen, ohne Angst. Feiern wir sie als Kraft- und Energiequellen und werden wir zu lebenslustigen Königinnen und weisen Herrscherinnen. Hitzewallungen bedeuten sexuelles Feuer, weibliche Macht, Feuer des Willens, Antrieb und Sinnlichkeit. Feiern wir Wallungen, Wollust, Erotik mit unseren Partnern zügellos und ungehemmt und sensibel für die heiligen Energien, so vermehren wir wiederum unsere weibliche Essenz, Jugend und Schönheit.

Gegen dieses Feuer brauchen wir keine Hormone, Heilpflanzen oder Akupunktur. Was wir brauchen, ist sexuelle Vereinigung und Verschmelzung mit unseren Partnern. Freies Fließen der heiligen sexuellen Energie ist das Mittel für Wallungen aller Art. Sexuelle Kraft ist unser persönlicher Jungbrunnen, in den wir so oft eintauchen können, wie wir wollen.

Zu einem gelungenen Ritual gehören Ansprachen, Gebete, Anrufungen und Geschichten von denjenigen, die dieses Ritual bereits erlebt haben. Geben und Empfangen von Geschenken, Singen, Musizieren, Tanzen, gemeinsames Essen und Trinken gehören dazu, ebenso wie Räucherungen mit eigens dafür ausgewählten Kräutermischungen.

Rituale können für sich allein oder in der Gemeinschaft abgehalten werden. Sie sind lebendige Bilder, die das Unterbewusstsein und die Seele ansprechen, sie verstärken den eigenen Willen, die persönliche Macht und markieren Ereignisse, die somit leichter und eindrücklicher erinnerlich werden. Stellen Sie sich vor, Sie möchten sich von einer unliebsamen Charaktereigenschaft trennen, zum Beispiel von »Neid«. Schreiben Sie das Wort »Neid« auf ein Stück Papier und verbrennen Sie es mit einem kleinen Ritual über einer Kerze, im Kamin oder im offenen Lagerfeuer. Sie werden sich an dieses Geschehen viel stärker zurückerinnern können, wie wenn Sie sich nur gedanklich von »Neid« verabschieden.

Manche Rituale sind in unserer westlichen Kultur fest etabliert: Taufe, Geburtstage, Weihnachten, Ostern, Hochzeiten und Beerdigungen. Doch für viele andere Ereignisse und Übergänge haben wir keine Rituale und sind deshalb aufgefordert, neue zu entwickeln und ins Leben zu rufen.

Im Alltag oder unterwegs genügen auch bewusst ritualisierte Handlungen. Wir können zum Beispiel eine Kerze für jemanden anzünden, dazu ist nur ein stiller Gedanke notwendig. Oder wir stellen ein Bild auf von einem Menschen, der uns nahe ist. Oder wir danken einem Lieblingsplatz, dessen Geborgenheit wir verspürt haben, einem Baum und dessen Weisheit und einer Blume, deren Duft uns erfreut hat.

Rituale und ritualisierte Handlungen schaffen Bewusstheit. Die bewusst gelenkte Absicht verbindet mit dem Hier und Jetzt, mit der heiligen Quelle in uns. So kann ein Feld der Gnade entstehen, in dem Heilung möglich wird.

DER SINN DES LEBENS

Der Sinn des Lebens ist vermutlich für jeden Menschen eine Frage, die er für sich selbst beantworten kann und muss. Es gibt jedoch Ebenen, die das menschliche Leben und dessen Sinn vereinen, über das individuelle Dasein hinaus.

Wir Menschen tauchen aus dem Urgrund auf – Geburt –, leben ein Weilchen, im Durchschnitt achtundsiebzig Jahre, sinken in den Urgrund zurück, wenn wir sterben. Was also ist die Botschaft, die Essenz menschlichen Lebens? Eine Frage, die niemand allgemein gültig beantworten kann. Ein Rätsel, genauso wie die Entstehung von Leben. Und doch bekommen wir manchmal eine Ahnung, einen Hauch von Verstehen. Nämlich immer dann, wenn wir uns in irgendeiner Form mit unserer Seele, unserem göttlichen Kern verbunden fühlen. Das kann bei Naturerlebnissen sein, Visionen, großem Leid und Erschütterung, einem Nah-Tod-Erlebnis, in einer Meditation. Jedenfalls immer dann, wenn wir Gewissheit haben, dass Gott oder die höhere Macht existiert und da ist und wir das Große Ganze an uns selbst erfahren. Das ist mehr als daran glauben. In der Erfahrung, am eigenen Leib sozusagen, ist es eine erlebte Wahrheit, die wir immer erinnern werden, die bleibt. Und die Sehnsucht weckt, uns immer wieder mit der Quelle zu vereinen.

In diesen Augenblicken sind Herz und Seele befriedet. Wir spüren die eigene Berufung und unsere Aufgaben und auch die Kraft dazu. Die Angst tritt in den Hintergrund und verschwindet, und die Liebe erscheint. Wir erfahren uns als Kinder Gottes, geborgen und getragen. Dieses Gefühl ist Glückseligkeit. Für diese Art von Gottes-Erfahrungen können Sie selbst sorgen, indem Sie sich Zeit geben und den Raum dafür schaffen. Der Raum und das Verständnis für die großen Fragen und Wunder des Lebens wachsen uns im Laufe der Jahre zu.

In der Lebensmitte, wenn wir hoffentlich die eher Egoverhaftete Selbstverwirklichung abgeschlossen haben, verändert sich die Blickrichtung. Die Kinder kommen nun mehr oder weniger selbst zurecht und bedürfen der elterlichen Hilfe nicht mehr. Zu diesem Zeitpunkt rückt die Elternbeziehung mehr in den Hintergrund und die Paarbeziehung wieder in den Vordergrund.

Die bisherigen Lebensinhalte verändern sich. Die Schwelle zu einem neuen Lebensabschnitt lädt ein zum Innehalten, um Bilanz zu ziehen und Inventur zu machen. Zum Überprüfen und Überdenken des Weges, der hinter uns liegt, und zum Lenken des Blickes auf die Gegenwart, mit der Aussicht auf Neues, Zukünftiges.

Schauen Sie auf den Weg, der hinter Ihnen liegt. Verabschieden Sie sich von den Abschnitten Ihres Lebens, die unwiederbringlich vorbei sind. Die eigene Kindheit, Jugend ist vorbei, die Zeit des jungen Erwachsenenlebens ist vorüber und für uns Frauen läuft die Zeit der körperlichen Fruchtbarkeit aus. Die Zeiten, als die Kinder noch klein waren und auf die Hilfe und Umsorgung der Eltern angewiesen waren, sind vorbei. Von all dem müssen Sie Abschied nehmen. Je bewusster Sie den Abschied gestalten, umso leichter ist die Umstellung in die kommende Lebensphase.

Abschiednehmen kann schwer und mühsam sein, aber es gelingt, wenn Sie im Einklang sind mit dem, was war. Wenn Sie zustimmen können zu Freude und Trauer, zu Glück und zum Leid, zu all dem, was Sie bisher durchlebt haben, zu dem Stern, der Sie bisher geleitet hat und noch weiter leiten wird.

Nun möchte ich Sie zu einer kleinen gedanklichen Übung einladen:

Schließen Sie Ihre Augen. Atmen Sie tief aus und lassen Sie mit dem Ausatem alles, was Sie noch gedanklich stört, mitfließen. Werden Sie ein leeres Gefäß.

Und nun schauen Sie im inneren Bild auf Ihr vergangenes Leben. Sie sehen sich als Baby, als Kleinkind, in der Schule, als Teenager, als junge Frau, die erste Liebe, Hochzeit, Geburt eines Kindes usw.

Schauen Sie sich die Stationen Ihres Lebens genau an. Empfinden Sie das Glück, die Liebe, die Enttäuschungen, die Schwierigkeiten, den Schmerz, die Trauer noch einmal, die die einzelnen Episoden gekennzeichnet haben.

Bevor Sie von der einen zur nächsten Station gehen, stimmen Sie aus vollem Herzen dem, was war, zu, damit Sie innerlich in Einklang kommen. Danach lassen Sie es los. Geben Sie es Ihrem Atem mit, wenn Sie ausatmen. Lassen Sie alles mit Dank und Zustimmung in die Vergangenheit zurücksinken. Es ist vorbei.

Kommen Sie nun wieder mit Ihrer Aufmerksamkeit ins Hier und Jetzt und öffnen Sie sich und Ihre Augen für die Gegenwart.

Schauen Sie mit dieser inneren Haltung zurück, bekommt alles, was war, auch das Schwere und das Traurige, Glanz und Größe. Damit würdigen Sie sich selbst und Ihr Leben.

Schauen Sie mit Bitterkeit zurück und hadern Sie mit dem Schicksal, verharren Sie im Kummer, im Groll, in Depression und Leid. Unfähig weiterzugehen, treten Sie auf der Stelle. Die negativen Sichtweisen und Emotionen binden Sie zurück in die Vergangenheit, machen starr und schwächen das Herz.

Demut und Biegsamkeit sind wie Gräser im Wind, sie befähigen uns Menschen dazu, Schicksalsstürme zu bewältigen, zu überleben, sich danach wieder aufzurichten und neu zu orientieren. Starre und spröde Halme aber werden vom Sturm geknickt und abgerissen. Entwurzelt liegen sie am Boden und vertrocknen und vermodern.

✳ ✳ ✳

An der Schwelle zur zweiten Lebenshälfte sind Sie frei, Weichen zu stellen für die künftigen Lebensinhalte, mit denen Sie sich beschäftigen wollen und die für Sie wichtig sind.

Dazu gehören auch Menschen und Freunde, mit denen Sie Kontakt halten wollen, die Sie stärken und die Ihnen gut tun. Sie haben die Wahl, welchen Gedanken Sie Macht verleihen und welche Sie fallen lassen. Sie entscheiden, was für Sie persönlich Lebensqualität ausmacht, und handeln danach. Durch diese bewusste Wahl haben Sie Einfluss auf das, was passieren soll, denn Sie haben mehr Gestaltungspotenzial für Ihr Leben, als Sie denken.

Ein erfülltes Leben wird von Stürmen, Wogen, Scheitern genauso beschattet, wie es von Glück, Wonne, Gelingen beschienen ist. Fülle ist das Ganze, mit allen Facetten, die ein Leben ausmachen, ohne Ausschluss von dem, was wir nicht haben wollen.

Ein Leben, das nur aus Glück, Spaß und Events besteht, ist seltsam flach und besitzt keine Tiefe. Herz und Seele verkümmern dabei.

In der östlichen Glaubensphilosophie besteht der Sinn des Lebens im seelischen Wachstum, Erlangung von Erleuchtung und Auflösung von Karma. Dazu werden meist viele Erdenleben benötigt, um diese Reife zu erlangen. Ist der Zustand der Erleuchtung eingetreten, so sind die Leben auf der Erde beendet, das Inkarnieren hört auf.

In der indianischen Glaubensphilosophie verstehen sich die Menschen als Kinder von Mutter Erde und Wakan Tanka, dem großen Schöpfer oder Großen Geist. Alle Menschen, Tiere und Pflanzen sind Brüder und Schwestern. Daraus entstehen Achtung, Verantwortung und Wertschätzung für Mutter Erde, Menschen und alle Lebewesen, die mit den Menschen auf Mutter Erde wandeln und leben. In der indianischen Geistes- und Glaubenshaltung sind Tiere, Pflanzen, Steine, Holz, Luft, Wasser und Feuer usw. vom Großen Geist durchdrungen und beseelt.

Von Mutter Erde wird genommen, ohne sie auszubeuten, mit Respekt und Achtung und nur so viel, wie jeder für sich selbst braucht. Ein Ansammeln von Gütern, Raff- und Habgier und das Töten um des Töten willens ist ihnen fremd. Ein solches Verhalten wird geschmäht. Für die Geschenke und Gaben von Mutter Erde bedanken sich die Naturvölker mit Gebeten, Ritualen, Tänzen, Räucherungen und Opferzeremonien. Ein indianischer Schamane erzählte mir einmal, dass ein indianisches Leben zur Hälfte aus Danken besteht.

Welch ein Unterschied zu den Anschauungen der westlichen Lebensart. Wir meinen, dass wir ungestraft Mutter Erde ausbeuten, ihre Wasser verunreinigen, Öl aus ihrem Inneren pumpen, die Luft verschmutzen könnten und und und – ohne Konsequenzen. Die indianischen Völker bedenken jegliches Tun im Hinblick auf die nächsten sieben Generationen.

Die östlichen Religionen sowie die Philosophie der Naturvölker haben viele Gemeinsamkeiten. Das Fundament ist die tiefe Demut dem Schöpfer, der Schöpfung und dem Schicksal gegenüber. Sie fordern nicht und der Gedanke, dass alles machbar ist, wenn nur der Wille groß genug ist, ist ihnen völlig fremd, genauso wie ständiges Wollen und Wünschen.

Im Westen, in der abendländischen Kultur, wird an das Ego und den menschlichen Allmachtswillen geglaubt. Mit der Überzeugung, dass Menschen alles machen können und dürfen, verändern Forscher und Wissenschaftler den Göttlichen Plan, zum Beispiel mit der Gentechnologie, bei Organtransplantationen, mit medizinischen Geräten zur künstlichen Lebensverlängerung usw. Unsere westliche Lebensweise ist vom Wesentlichen entfremdet und abgeschnitten. Daher ist es für den Einzelnen schwer, sich zurückzubesinnen auf den wirklichen Sinn des Lebens und des menschlichen Daseins.

Der Reichtum der westlichen Länder, der Konsum von Waren, Gütern, Statussymbolen und die oft hohlen Lebensentwürfe nähren Geist und Seele nicht. Die Freude, das Glück und die vermeintliche Befriedigung sind nicht von Dauer. Im Gegensatz dazu wirken viele Menschen aus ärmeren und armen Ländern für uns Westler erstaunlich zufrieden und glücklich.

Arm und Reich bedingen sich einander, haben eine wechselseitige Beziehung zueinander, wie alles, was existiert, eine Verbindung miteinander hat. Die reichen Industrienationen haben ihren Reichtum auf Kosten der armen Länder, das sollten wir, die wir im Wohlstand leben, niemals vergessen.

Was beruhigt den Geist und befriedet das Herz? Nichts anderes als die Empfindung und das Verstehen, Gottes Tochter und Gottes Sohn zu sein, verbunden zu sein mit dem Göttlichen Funken, den jeder Mensch in sich trägt. Das stellt die größte Geborgenheit, das höchste Glück dar, wonach wir uns alle im Kern sehnen. Der Schutz des Vaters und der Schoß der Mutter sichern uns ein ewiges Leben.

Die größte Ur-Sehnsucht des Menschen ist das Aufgehobensein in etwas, das größer und mächtiger ist als man selbst. Das sprichwörtliche Paradies, in dem alle Anstrengung, alles Leid, alle Mühsal ein Ende hat, in dem man am Ziel seiner Wünsche und Sehnsüchte angelangt ist.

* * *

SCHWEDEN, VÄRMLAND 11. SEPTEMBER 2001

Die Welt steht still. Soeben erschienen die Bilder und Aufnahmen der brennenden und einstürzenden Twin Towers des World Trade Centers in New York im schwedischen Fernsehen. Im ersten Augenblick hielt ich das Geschehen auf dem Bildschirm für einen Hollywood-Action-Film, bis ich langsam begriff, was tatsächlich geschehen war. Meine erste Reaktion war seltsam unbeteiligt und distanziert, ich hatte das tragische Geschehen noch nicht erfasst, ich verstand noch immer nicht.

In dem kleinen Landhotel in Värmland sprachen die anderen Gäste schwedisch und erst nach und nach fügte sich das Bild von den Terror-Anschlägen zusammen. Nachdem mein Mann mit einem Freund in Stockholm telefoniert hatte, erfuhren wir das ganze Ausmaß der Katastrophe.

Ein perfekt geplantes Attentat, das aus unmenschlichem Hass heraus verübt worden war. Die Attentäter, das wurde für meine Begriffe sehr schnell herausgefunden, waren muslimische Fundamentalisten, erklärte Erzfeinde der USA. Doch wo waren die Ursachen für solch abgrundtiefen, unversöhnlichen Hass, der tausenden von unschuldigen Menschen das Leben kostete? Die Perfektion des Attentates musste Wochen, ja Monate an Vorbereitungszeit gekostet haben, das kam nicht aus heiterem Himmel oder spontaner Vergeltung. Natürlich kann man als aufgeklärter Zeitungsleser und Nachrichtenhörer die jahrelange einseitige, Menschen verachtende Außenpolitik Nordamerikas, die Ausbeutung von Menschen und Rohstoffen für diesen Hass verantwortlich machen, und doch wäre das nur an der Oberfläche gedacht, denn der Hass ist noch viel älter.

Der Hass zwischen Menschen, zwischen den Völkern, besteht seit Jahrtausenden. Über die Kreuzzüge bis ins Alte Testament, bis zum Brudermord von Kain und Abel und bis in die Zeit davor. Kain und Abel kämpften bekanntermaßen um die Gunst Gottes. Beide opferten Gott von ihrem Hab und Gut, von ihrem Ernteertrag. Gott aber nahm nur das Opfer von Abel an. Daraufhin erschlug Kain zornentbrannt seinen Bruder.

Was ist das für ein Gott, dem man das Liebste opfern muss, für den man den eigenen Bruder erschlägt? Diesem Gott mit den allzu menschlichen Zügen und Eigenschaften, dem müssen Opfer gebracht werden, um ihn milde zu stimmen, dessen Liebe kann verloren werden. Dieser Gott wendet sich von seiner Schöpfung ab. Mit diesem Gott wird in den Krieg gezogen, auch heute noch. Dieser Gott segnet die Waffen, die den Bruder töten.

Derselbe archaische Wahn-Sinn ist heutzutage genauso aktuell wie vor 2000 Jahren. Die Menschheit hat sich Gott nach ihrem ver-rückten Bild zurechtgezimmert.

Wie ist hier die Lösung? Zunächst müssen wir unser beschränktes Bild von Gott revidieren. An welchen Gott glauben wir? Schließlich gilt es zu erkennen, wer wir selbst in Wirklichkeit sind.

In Wahrheit sind wir alle, ohne Ausnahme, Brüder und Schwestern, Kinder Gottes, beseelt mit dem heiligen göttlichen Funken und dadurch verbunden mit allem, was uns umgibt.

Mit dem Verzicht auf Ausgleich, auf Rache und auf Sühne wird Frieden möglich. Frieden beginnt bei jedem einzelnen Menschen. Wer das versteht, tut sich schwer, die Hand gegen Bruder oder Schwester zu erheben.

DER PLAN GOTTES

Unter Schicksal verstehen wir eine Macht, die, größer als wir selbst, menschliche Lebenswege leitet, überstrahlt, aber auch überschattet. Schicksal wirkt und kann durch menschlichen Willen nicht beeinflusst werden. Die griechischen Mythen lehren uns, dass wir unserem Schicksal ausgeliefert sind, ihm nicht entrinnen können. Versucht einer seinem Schicksal zu entkommen, werden es seine Kinder und Kindeskinder tragen, und damit fällt es auf ihn selbst zurück.

Der Macht des Schicksals können wir nur mit Demut und Hingabe begegnen. Aufbäumen, hadern, verfluchen und dagegen ankämpfen sind sinnlose menschliche Verhaltensweisen und Illusionen dem Plan Gottes gegenüber.

In der demütigen Annahme des Schicksals liegt jedoch auch die größtmögliche Kraft. Um es mit dem Bild des Lebensstromes zu vergleichen: Stellen Sie sich hinein in den Strom und Sie werden erkennen, dass er trägt und dass Sie in diesem Getragenwerden auch Trost finden. Strudel, Gefälle, Wildwasser und Stromschnellen wechseln sich immer wieder mit stillem, gemächlichem Dahinfließen ab. Genau dieser Wandel von Höhen und Tiefen, Freuden und Leiden bedeutet Lebendigkeit. Alles Leben ist veränderlich, alles Eingefahrene starr und tot.

Schicksal wirkt oft schwer und tragisch und manchmal hoffnungslos, und doch gibt es in den dunkelsten Momenten immer wieder Kräfte, die uns zuwachsen, uns überleben lassen. Im Nachhinein, wenn alles überstanden ist, erleben wir uns bereichert.

Meist sind es jedoch nicht die großen Katastrophen und Ereignisse, an denen wir verzweifeln. Oft sind es eher die kleinen Vorkommnisse, an denen wir knabbern, verzagen und mutlos werden. Deshalb ist es in solchen Zeiten wichtig, auf Vorräte zurückgreifen zu können, die man in besseren Zeiten angelegt hat.

Auf den Etiketten der »Vorratsgläser« steht zum Beispiel positives Selbstwertgefühl, Vertrauen, Gebet, Meditation, sich selbst ernst nehmen, Mußestunden, sich selbst bewusst sein, die eigenen Gefühle kennen, um den eigenen göttlichen Kern wissen ... Diese Vorräte nähren Sie in der kargen Zeit, bis wieder bessere Tage kommen, bis sich die Wogen glätten und die Stürme abflauen. Ohne Vorräte wird es schwierig. Die Gefahr ist groß, in Hoffnungslosigkeit abzurutschen, die bis zu einer mehr oder weniger ausgewachsenen Depression führen kann, eine körperliche Krankheit zu bekommen oder handlungsunfähig zu werden, weil man in negativen Gedanken und Gefühlsmustern stecken bleibt. Besser ist es, sich in guten Zeiten Rüstzeug und Vorräte zuzulegen, die Sie stärken, damit Sie Talsohlen unbeschadet durchwandern können.

Sie haben also durchaus die Verantwortung dafür, das Bestmögliche zu tun, damit es Ihnen selbst gut geht. Wenn Sie daran arbeiten, dass es Ihnen immer besser geht, dann lässt es sich auch für Partner, Kinder, Geschwister, Eltern und Freunde erfolgreicher mit Ihnen zusammenleben. Ja, Sie haben sogar die heilige Pflicht, es sich gut gehen zu lassen, sich selbst zu fördern, wo Sie nur können. Erst dann können Sie auch andere tragen, trösten, können mitfühlen und fördern.

Dieses so genannte »Gutgehenlassen« ist nicht oberflächlich, im Gegenteil, es führt in die Tiefe. Es hat nicht nur mit Urlaub, Beautyfarmen, Designerklamotten zu tun. Die können durchaus wichtig sein, aber nur zu einem geringen, oberflächlichen Teil. Das, was darunter liegt, ist viel zentraler. Das »Erkenne dich selbst« ist Voraussetzung für ein geistig-seelisches Wachstum.

Das Verstehen des eigenen Wesens, der eigenen Verletzungen, Stärken, Schwächen usw. ist die Grundvoraussetzung für einen Wandel. Wir haben Sehnsucht nach spirituellem Wachstum, nach Weisheit, nach Erleuchtung, doch dazu müssen wir erst einmal wissen, wer wir sind. Die Frage »Wer bin ich?« stellen sich viele Menschen, doch nur diejenigen können sie wirklich beantworten, die den Mut haben, ohne Rechtfertigungen und Verteidigungen sich selber anzuschauen. Durchdringen Sie die dunstigen Nebel der Unbewusstheit, putzen Sie Ihre Brillengläser, schärfen Sie Ihren Blick und schauen Sie von jetzt an genau hin. Eigene Gefühle, Bedürfnisse, Verhaltensweisen und Gedankenmuster zu erkennen, ohne sie abzuwerten, zu verleugnen und zu kontrollieren, hilft Ihnen dabei.

»Erkenne dich selbst« ist der erste Schritt, um den Kontakt zu unserer Essenz zu bekommen und mit der Gesamtheit des Universums mitschwingen zu können. Wenn wir nicht wissen, wer wir wirklich sind, und mit dem Rest des Lebens keine Verbindung haben, sind wir nicht handlungsfähig. Dann kreisen wir beständig um uns selbst und können lediglich auf Dinge von außerhalb reagieren. Dann entspringen in uns selbst wenig oder keine Impulse, Ideen und Visionen und es entsteht keine wirkliche Kreativität.

Meiner Ansicht nach hat jeder Mensch die Pflicht, den Weg des Wachstums zu beschreiten. Keine andere Aufgabe ist so wichtig und so essenziell, wie die Arbeit mit und an sich selbst. Die Erkenntnis der eigenen Bestimmung, der eigenen Göttlichkeit im Einklang mit dem Banalen, Menschlichen stellt den Sinn des gesamten Lebens dar.

Weisheit, Erkenntnis und Erleuchtung benötigen einen wachen Geist, der sich selbst bewusst ist, sich selbst reflektiert, der bereit ist, immer wieder zu lernen und zu staunen, vorgefasste Meinungen aufzugeben. Der offen ist für immer wieder neue Erfahrungen, die er wertfrei und unvoreingenommen geschehen lassen kann. Ein Geist, der sich ein kindliches Staunen bewahrt hat oder wiedererlangt hat, ist offen und urteilsfrei und erkennt die Wunder, die jeden Augenblick geschehen.

Fehler zu machen ist unmöglich. Die so genannten Fehler führten Sie genau dahin, wo Sie jetzt sind. Was wären wir ohne sie! Mancher Fehler erweist sich als Segen, manche Wahrheit als Lüge.

Ihnen obliegt es, auf Ihrem Lebensweg entlang zu schreiten, vielleicht manchmal innezuhalten und zu überprüfen, gehe ich wirklich den Weg, den ich gehen will, der mir zuträglich ist? Oder muss ich mich umentscheiden, einen Weg wählen, der nicht so steil ist, nicht so steinig, nicht so breit, nicht so eng, der nicht so glatt ist, einen Weg, auf dem mehr Blumen blühen? Lebe ich mein Leben selbstbestimmt oder werde ich von Umständen, Gewohnheiten, Ängsten oder Bequemlichkeiten gelebt?

Wenn Sie wissen, wer Sie sind, dann erkennen Sie auch den richtigen Weg für sich. Einmal gewählt, müssen Sie nicht verharren. Sie haben jederzeit die Möglichkeit, sich neu zu entscheiden und zu orientieren. Wer A sagt, muss nicht B sagen, das ist ein Irrtum. Sich bewusst auf den Weg zu machen bedeutet zu wissen, wo ich eine Chance habe, korrigierend einzugreifen und den Kurs zu ändern, und an welchem Punkt das Schicksal größer ist als ich und dem dann zuzustimmen und sich hinzugeben.

Die Zustimmung ist eine aktive Hingabe an den Fluss des Lebens, nicht mit Unbewusstheit, Rückzug, Angst oder depressiver Lähmung zu verwechseln. Es ist schon ein Unterschied, wie ich mit verschiedenen Lebenssituationen umgehe. Taucht irgendein Problem auf und ich lasse mich von Angst und Jammer überwältigen, dann ist das keine Hingabe und kein Zustimmen. In diesem Fall reagiert man aus Schwäche und Ohnmacht. In der aktiven und gewählten Zustimmung zur Situation, wie sie gerade ist, liegt eine ungeheure Stärke, Lösungskraft und Kreativität.

Geben Sie sich also mit innerer Kraft dem Wasser des Lebens anheim, spüren Sie, dass es trägt. Wenn Sie sich tragen lassen, merken Sie, wie andere Mächte, größere als Sie selbst, die Last übernehmen. Sie können Ihre eigenen Kräfte bewahren für Zeiten, in denen Sie das Ruder wieder selbst übernehmen und wieder handeln können. So durchleben Sie schwere Schicksalszeiten, aus denen Sie gestärkt, gewachsen und kraftvoll in die leichteren, angenehmeren Zeiten des Lebens wechseln.

DER TOD – DIE TÖDIN

Im Tod sehen die meisten Menschen immer noch das endgültige Ende des Lebens und fürchten sich dementsprechend davor. Der Mann im schwarzen Umhang mit der Sense in der Hand mäht alles Leben ab. Sein Totenschädel mit den leeren Augenhöhlen und das Rasseln seiner ausgebleichten Gebeine sind furchtbare Abschreckung und Verleugnung.

Im Böhmischen, in alten Geschichten, Märchen und Mythen aus Süddeutschland, Österreich und Tirol ist der Tod oft weiblich. Hier gibt es die Frau Tod, Tödl oder Tödin. Eine schwarz gekleidete Alte, die oftmals in Birnbäumen sitzt und auf ihr Opfer herunterspringt.

Der Tod stellt eine Schwelle dar, die von einer Lebensform in eine andere überleitet. Etwas Altes stirbt, etwas Neues, Anderes beginnt. Wird ein Mensch geboren, kommt seine Seele aus einem Urgrund, scheint herauf für ein Erdenleben und kehrt durch den Tod in eben diesen Urgrund zurück. Also in etwas, das der Seele bekannt ist. Sie kehrt heim in etwas Vertrautes, etwas Ewiges. Wer sagt uns also, ob ein langes Leben den größeren Gewinn darstellt im Vergleich zu einem kurzen Leben?

Auf nichts im Leben können wir uns so sehr verlassen wie auf den Tod. Der Tod ist die zentralste, spirituellste und mystischste Erfahrung des Lebens. Im Angesicht des Todes wird vieles unwichtig, vermutlich das meiste. Wenn ich an das Ende meines Lebens denke, an meinen Tod, dann weiß ich sofort, was nebensächlich und unwichtig ist. Dann zeigt sich das Elementare, das Wesentliche. Ich weiß, was meine Aufgaben sind, was zu tun ist und wie mein Weg sein kann.

Vom mittleren Alter an bleibt nur jener lebendig, der Sterben und Tod zustimmt, der den Tod als natürlichen Übergang zur nächsten Seinsebene versteht. Ein Mensch, der Sterben und Tod ausgrenzt, verleugnet und missachtet, wird vor Angst starr und steif. Ein solcher Mensch wirkt auf andere vorgealtert, uninteressant, eingeschränkt, un-zu-frieden und damit wenig anziehend.

Wir Bewohner der westlichen Halbkugel haben nicht gelernt, mit dem Tod, dem Ende des körperlichen Lebens, umzugehen. Tatsächlich verleugnen ihn die meisten und klammern sich verzweifelt an medizinische Wundertechnik und Organverpflanzungen, in der Hoffnung zu überleben. Dem sterblichen Ende noch ein paar Jahre abzugewinnen, den Tod hinauszuschieben, ihn zu überlisten wie in dem Theaterstück vom »Brandner Kaspar«.

Ärzte und Pflegepersonal in Krankenhäusern fürchten den Tod als größten Feind, den es mit allen Mitteln zu bekämpfen gilt. Stirbt ein Patient, wird das oft als persönliche Niederlage des behandelnden Arztes erlebt. An den Ausruf eines Stationsarztes kann ich mich noch sehr gut erinnern, der fast beleidigt war, als ein Patient unverhofft gestorben war: »Wieso ist denn der jetzt gestorben, wo die Laborwerte doch so gut waren.« In meiner langjährigen Tätigkeit als Krankenschwester sind mir solche Situationen wohlvertraut. Auch auf dem Operationstisch durfte niemand sterben, das war wie ein Sakrileg.

Aus Angst vor dem Sterben und dem Tod sperren wir die Menschen, die nahe am Übergang sind, in Krankenhäuser, Alten- und Pflegeheime. Dort sind sie dann meist alleine und einsam in irgendeiner Kammer untergebracht und erleben den letzten und größten Mythos ihres Lebens. Wir erwarten von fremden Menschen, dass sie unsere Angehörigen liebevoll beim Sterben begleiten, und sind selber unfähig, diese letzte Geste zu tun.

In den mittleren Jahren müssen wir oft miterleben, wie die eigenen Eltern, Tanten, Onkel usw. krank werden und sterben. Es ist nicht leicht zu sehen, wie die bisher »Großen« und von jeher »Erwachsenen« hilflos werden, pflegebedürftig, verwirrt, gelähmt ... und die Menschen, die uns, seit wir auf der Welt sind, gekannt haben und vertraut sind, einer nach dem anderen sterben.

Es unterliegt den Gesetzen der Zeit, dass die Älteren vor den Jüngeren sterben, und dass die Kinder ihre Eltern begraben, ist gemäß. Trotzdem ist es schmerzlich und für viele, die unvorbereitet sind, sogar traumatisch. Daher ist es wichtig und verantwortlich, sich immer wieder gerade mit diesem Thema zu beschäftigen, auch wenn die eigenen Eltern noch gesund und vital sind. Es wird nicht ewig so bleiben. Es kommt einmal die Zeit, vielleicht eher als gedacht, in der wir aufgefordert sind, Vater und Mutter zu Grabe zu tragen. Für jeden Menschen ist irgendwann der Zeitpunkt des Sterbens und des Todes gekommen. Wann für wen die Todesstunde schlägt, wissen wir nicht, auch nicht für uns selbst. Es ist nie zu früh, sich dem Thema Tod zu nähern, sich damit auszusöhnen und die Furcht davor zu verlieren.

Wenn wir alle immer mehr den Mut finden, unsere Sterbenden zu begleiten, ihnen daheim das Sterben zu ermöglichen, im eigenen Haus, in den eigenen Möbeln, im eigenen

Bett mit all den lieb gewonnenen, vertrauten Gegenständen, dann werden auch wir im Herzen reich und gestärkt. Der Tod wird zum Wächter des Lebens, zum beständigen, bewussten und freundlichen Begleiter.

Ohne Tod kein Leben, ohne Nacht kein Tag, ohne Dunkelheit kein Licht, ohne Leid keine Freude, ohne Raum kein Inhalt, das Eine ist nur durch das Andere erfahrbar – so das Gesetz der Dualität innerhalb des menschlichen Verstandes. Ohne Tod wäre also das Leben nicht als Qualität erfahrbar. Das Leben bekommt erst dadurch Sinn, dass wir alle ausnahmslos sterben.

Berichte von so genannten »klinisch Toten« lassen sich unterteilen in diejenigen ohne Erinnerung und in die anderen, die von einer intensiven, im höchsten Maße angenehmen und befreienden Erfahrung sprechen.

Ich selbst habe bei meiner ersten Rebirthing-Sitzung vor vielen Jahren ein so genanntes »Out of Body«-Erlebnis gehabt. Ich nahm damals an einem Gruppenseminar teil, in dem wir uns als Paare aufteilen sollten. Einer sollte »arbeiten«, also atmen, der andere sollte als Beobachter dabei sein.

Ich lag auf dem Rücken auf einem dunkelgrünen Teppichboden, mit einer Wolldecke zugedeckt. Neben mir saß eine Begleiterin, die mich beobachten sollte. Es wurde Trommelmusik gespielt, in deren Rhythmus ich atmete. Zuerst spielte die Musik in langsamen Rhythmen, die sich dann in Geschwindigkeit und Lautstärke steigerten und mein Schnaufen glich sich dem Trommelrhythmus immer mehr an.

Was nun geschah, weiß ich nicht genau, ich kann nur vermuten, dass meine Seele oder ein Teil davon aus dem Körper trat. Mein Herz schlug rund und kräftig wie die Trommel. Mein Verstand stand still. Ich oder etwas von mir bewegte sich durch einen langen, dunklen Tunnel. Über eine Schwelle schwebte ich in ein warmes, zartfarbiges und strahlendes Licht, in dem ich mich sehr wohlig fühlte. Alles Denken, Wollen und Wünschen war mir fern. Die Zeit war aufgehoben. Ich fühlte mich federleicht, warm und geborgen. Ich verschmolz mit dem Licht, wurde Teil davon. Ein tiefer Frieden breitete sich in mir aus. Ich war angekommen. Hier war ich am Ziel meiner Sehnsucht. War leicht und schwer zugleich. War wie ein Kind und gleichzeitig eine alte Weise. Gegensätzlichkeit war völlig aufgehoben, alles war und geschah zur selben Zeit. Es ist schwierig, darüber zu berichten, denn Worte und Beschreibungen können dieses Geschehen nicht in seiner Tiefe erfassen.

Gerne hätte ich noch verweilt in dieser angenehmen Atmosphäre, aber etwas zog mich wieder zurück. Ich nahm wohl wieder Besitz von meinem Körper. Jedenfalls bin ich wie aufgewacht, obwohl ich nicht geschlafen oder geträumt hatte, denn es fühlte sich ganz anders an, nie da gewesen, nie zuvor erlebt. Wie viel Zeit vergangen war, davon hatte ich nicht die geringste Ahnung. Ich fühlte nur wohlige Entspannung und inneren Frieden. Ich war mit dem heiligen Raum in mir in Kontakt gekommen.

Ein Blick auf meine Begleiterin sagte mir, dass mir von außen nichts anzusehen war, denn die sah mich ganz normal an. Ich erzählte ihr nicht von meinem Wunder.

Die beschriebene Erfahrung können Schamanen willentlich herbeiführen und überwinden so den Tod und die Furcht davor. Sie sind Botschafter zweier Welten und bekommen dadurch tiefe Einblicke in die Mysterien, die anderen Menschen normalerweise verborgen bleiben. Schamanen arbeiten mithilfe der geistigen Welt, kanalisieren deren Energien und heilen damit Menschen, die körperlich, seelisch und geistig krank sind.

Im Mittelalter fiel dieses Wissen der Inquisition zum Opfer und heutzutage sind Menschen dabei, mühsam wieder auszugraben, was Verfolgung und Martyrium verschüttet haben. Sie sind auf der Suche nach Quellen, in denen diese Weisheiten noch sprudeln, damit wir uns wieder anbinden können an die Traditionen unserer Ahnen, die den Körper als Tempel der Göttin und Wohnstätte der großen Seele verstanden.

In den frühen Zeiten des Matriarchats wurde jede neugeborene Seele hoch geachtet und feierlich begrüßt. Kinder wuchsen in Großfamilien und Gruppen auf und waren niemandes spezielles Eigentum. Der Körper wurde gepflegt und geliebt. Am Ende eines Lebens wurde der Körper sorgsam für die Heimkehr zur Mutter Erde vorbereitet, wir sagen dazu Beerdigung.

Der Leichnam wurde in der Haltung eines Embryos in den Schoß von Mutter Erde gelegt. In gemeinsamen Gräbern, mit Freunden und Verwandten, fanden unsere Ahnen ihre letzte Ruhe. Status und soziale Klassenunterschiede gab es erst später.

Viele Jahrhunderte lang wurden Könige, Pharaonen und Edelleute verschwenderisch beigesetzt. Für sie wurden Pyramiden, Mausoleen und Paläste errichtet, die Jahrtausende überdauern sollten, um das Andenken an sie zu bewahren. Die edlen Körper sollten durch kunstvolle Einbalsamierungen erhalten bleiben. Schmuck, Geld, Wegzehrung, Speisen, Getränke und oftmals auch deren Sklaven und Frauen wurden mitbestattet und sollten in der nächsten Welt Reichtum und Status sichern.

Für die Völker, die vor dieser Zeit lebten, war dieses Denken, diese Art der Weltanschauung völlig fremd. Unsere Ahnen lebten mit den Gesetzen der Natur. Wie die Bäume im

Herbst ihre Blätter verlieren, der Schnee als großes weißes Leichentuch sich über der kahlen Erde spannt, so verläuft auch Leben, Sterben und Tod zyklisch. Ein jedes Lebewesen wird geboren, lebt eine Weile, blüht auf und zerfällt.

Nichts stirbt jemals wirklich. Jegliche Materie kann sich transformieren, zu etwas anderem, Neuem werden. In jedem Tod finden wir zugleich den Keim des ewigen Lebens, die Wiedergeburt. »Stirb und werde« ist eine zentrale Botschaft alter Religionen und der Anbetung und Verehrung der Großen Mutter.

Die Wahrheit beinhaltet den tiefsten und größten Trost. Uns steht es frei, Wahrheit für uns selbst herauszufinden und zu glauben. Wie erlösend könnte für uns ein angstloser, befreiter Glaube an eine liebende, schützende Gottheit, einen wohlwollenden Schöpfer, mit dem jedes einzelne Lebewesen direkt verbunden ist, sein. Sünden, Fegefeuer und Hölle hätten somit keine Macht mehr über uns. Furcht vor dem Tod würde vergehen und das Leben bekäme eine wonnige, nie dagewesene Dimension.

ENGEL, DIE
HIMMLISCHEN HELFER

Bereits als Kinder hören wir Geschichten und Legenden von Engeln. Engel haben Flügel, sind die Gesandten des Himmels und bringen die himmlischen Botschaften. Sie sind Vermittler zwischen Himmel und Erde, helfen und unterstützen die Göttliche Macht. Im Wesentlichen wirken sie unsichtbar für uns Menschen.

In früheren Zeiten waren Engel wohl bekannt, die Menschen wussten mehr als heute um den Beistand, den Mut, den Trost und die Kraft, die Engel verleihen. In Kirchen, Münstern und Klöstern bezeugen tausende von Bildern, Skulpturen und Statuen die Gegenwart und Anwesenheit der Engel und Erzengel. Auf Friedhöfen, Gräbern und Gedenkstätten trauern die Todesengel. Sie bewachen die letzte Ruhestätte und den ewigen Schlaf. In Schlössern, Herrenhäusern, Parks, Brunnen und inmitten der Städte sind sie dargestellt als mächtige Friedensengel, wehrhafte Erzengel mit Drachen, liebevolle Schutzengel usw.

In den westlichen Ländern lernt fast jedes Kind, zu seinem eigenen Schutzengel zu sprechen, zu beten, um seine Begleitung zu bitten, und bekommt eine Vorstellung von ihm. Einmal im Jahr, nämlich in der Advents- und Weihnachtszeit, erinnern sich auch die Erwachsenen wieder der himmlischen Boten. Texte, Figuren und Abbildungen berühren in dieser Zeit auch den rationalsten Verstand, öffnen das verschlossenste Herz. Ohne Engel würde uns christlichen Menschen etwas Grundsätzliches fehlen. Sie sind tief in unserer religiösen Tradition verankert, auch wenn wir sie im Alltag meist vergessen.

Das Engelbewusstsein in unserer aufgeklärten Zeit, in der der Mensch keine Hilfe benötigt, weil er selbst zu allem fähig ist, wird in das Reich der Märchen, der Bibel, der Weihnachtszeit verbannt oder fristet allenfalls am Rande des individuellen religiösen Bewusstseins ein kärgliches Dasein. Allerdings liegt es in der Natur des Menschen, sich in bedrohlichen Zeiten von Kriegsgefahr, Naturkatastrophen und Terrorattacken wieder auf die Hilfe und den Beistand der Engel zu besinnen.

Einige der Engel kennen wir mit Namen und wissen von ihren besonderen Gaben und Eigenschaften. So steht zum Beispiel der Erzengel Michael für Schutz, Erzengel Raffael für Heilung und Erzengel Gabriel für die Wiederauferstehung, um nur einige zu nennen.

Engel wirken im Allgemeinen für das menschliche Auge unsichtbar. Nur sehr selten sprechen Menschen davon, einen Engel wirklich gesehen zu haben. Meist steigt ihre Botschaft aus unserem Inneren auf, wenn wir zu ihnen beten, meditieren oder in einer gedanklichen Stille in der Natur sind. Oft handelt es sich dabei um eine innere Stimme, die zu uns spricht, um eine blitzartige Erkenntnis, einen nie da gewesenen Gedanken, tiefstes Mitgefühl oder Trost und Frieden.

Wenn es Ihnen gelingt, Ihr Engelbewusstsein aus der Versenkung Ihres Unbewussten wieder zu beleben, können Ihnen die himmlischen Helfer tröstliche und weise Begleiter in jeglicher Lebenssituation sein. Sie spüren den Schutz und den Beistand, den Engel vermitteln können. Sie werden erkennen, dass Sie niemals mehr einsam und allein sind.

Auch in anderen Kulturen und Religionen existieren himmlische Helfer. In der indianischen Tradition wird zu Geisthelfern und Geistführern gebetet, die jedem Lebewesen innewohnen und ihm beistehen. Der Kontakt zu Krafttieren ermöglicht es, die speziellen Kräfte eines Tieres, zum Beispiel die Stärke und Kraft des Bären, die Schlauheit und Vorsicht des Fuchses, die Weitsicht und Weisheit des Adlers, die Zähigkeit und den Fleiß des Bibers usw. zu übernehmen, um mit ihrer Hilfe schwierige und gefährliche Herausforderungen zu meistern.

In der keltischen Tradition sind Waldgeister, Elfen, Trolle und Pflanzendevas bekannt, aber auch Götter und Göttinnen, die die erwünschten Eigenschaften und erbetenen Fähigkeiten verliehen oder Trost und Hilfe brachten.

Die Anrufung der Engel geschieht mit Achtung und Respekt. Wir können sie bitten und einladen, uns auf unserem Lebensweg beizustehen, indem sie Ängste, Blockaden, hemmende Instanzen und Gedanken aufnehmen und transformieren und indem sie uns ihre spezifischen Eigenschaften verleihen wie Schutz, Reinigung, Visionen, Hingabe, Dankbarkeit, Weisheit ..., um nur einige zu nennen.

Beispiel für die Anrufung
eines Engels

Ich möchte Sie einladen und Ihnen ein Beispiel geben, wie Sie mit dem Engel Zagzagel, dem Engel der Weisheit, Kontakt aufnehmen können:

- Ich lade dich, Engel der Weisheit ein, in meinem Leben zu wirken. Ich nehme deine Botschaften mit Dank an.
- Ich bitte dich um Führung und Begleitung bei Tag und bei Nacht.
- Du befreist mich von hemmenden Denk- und Verhaltensmustern und lässt mich die richtigen Entscheidungen treffen.
- Dein Licht der Weisheit leuchtet in mir, es zieht schöpferische Ideen an, die mein Sein durchströmen.
- Ich bitte dich, lass mich Zeugin sein für Gottes unendliche Liebe, für Gottes unendliche Macht und für Gottes unendliche Schönheit.
- Ich danke für mein Leben und für deine Hilfe.

✵ ✵ ✵

In dieser oder einer ähnlichen Art und Weise können Sie mit den verschiedenen Himmelsboten Kontakt aufnehmen, damit sie in Ihrem Leben wirksam werden. Niemand muss sein Leben alleine meistern. Wir alle haben unzählige Helfer an unserer Seite und sind in jedem Augenblick mit der göttlichen Quelle in uns verbunden.

Wir müssen nur um Hilfe bitten, damit sich die Helfer eingeladen fühlen, in unserem Leben zu wirken, uns beizustehen und uns zu trösten. Benutzen Sie dabei nur positive Worte und Redewendungen. Die Engel warten auf Ihre Einladung. Sie freuen sich über Ihre Anrufung und Ihre Bitten, sie stehen immer und in jedem Augenblick für Sie zur Verfügung. Engel unterstützen Sie, tiefe Liebe für sich selbst und damit auch für andere zu erwecken.

TEUFEL, GEISTER
UND DÄMONEN

Genauso wie die Lichtseite existiert, gibt es auch den Gegenpol, die Schattenseite. Der Herr der Finsternis ist uns allen als Teufel bekannt. Das Konzept des Teufels stammt aus einer Weltanschauung, die von religiösen Patriarchen entwickelt wurde und die wir heutzutage nicht mehr ganz ernst nehmen. Im Mittelalter wurden Frauen als Hexen mit dem Teufel im Bunde vermutet. Sie wurden denunziert und getötet, weil sie Opfer der abgespaltenen, sexuellen Fantasien ihrer Peiniger und Mörder waren. Der Massenmord an Millionen Männern, Frauen und Kindern wurde durch die »Existenz« des Teufels ermöglicht und gerechtfertigt.

Der Teufel trägt unterschiedliche Masken und hat viele Namen. Wir kennen ihn als den großen Widersacher, als Satan, als Gehörnten, als Leibhaftigen, als Antichrist, als Luzifer, das Böse, Fürst der Finsternis, Schlange usw.

Mit dem Konzept des Teufels besaß und besitzt die Kirche auch heutzutage noch Macht und Dominanz über ihre unkritischen Anhänger. Allerdings kann sich keiner von uns der Tatsache verschließen, dass so etwas wie das Böse wirklich existiert, ja sogar in jedem einzelnen von uns Menschen wirksam ist.

Wir können uns tagtäglich, wenn wir in die Zeitungen schauen oder die Nachrichten hören, von der Existenz Satans und der Macht des Bösen überzeugen. Nach C.G. Jung würden wir den Teufel als kollektiven Schatten verstehen, der abgespalten im Unbewussten sein Unwesen treibt. Wer seinen eigenen Schatten kennen lernen möchte, zähle all die Eigenschaften und Verhaltensweisen auf, die er an anderen nicht ausstehen kann, die er missbilligt, verurteilt und bekämpft. Weil Mitmenschen Spiegelbilder von uns selbst sind, ist das Ergebnis vermutlich die treffendste Auflistung der eigenen Schattenanteile.

Im Alltagsleben handeln wir aus unserem Schatten heraus, wenn wir zum Beispiel gegen innere Überzeugungen verstoßen, wenn wir das Gefühl haben, nicht in Ordnung oder nicht liebenswert zu sein. Wenn wir uns abhängig und gefangen fühlen, uns im Rausch der Macht verlieren, dem Ego die Zügel überlassen und dem Ehrgeiz Tür und Tor öffnen, uns getrennt von anderen Menschen, von der gesamten Schöpfung und von Gott erleben. Der Angst des Egos ausgeliefert, entsteht der Kampf um Rechthaben, Macht und Besitz. Die Furcht des kollektiven Egos kann bis zu Krieg, Versklavung und Massenmord führen.

Um zum eigenen Selbst zu gelangen, ist es also notwendig, den Abstieg in die Unterwelt zu wagen, sich der Wirklichkeit zu stellen und herauszufinden, wo dem Bösen die Macht überlassen worden ist, wie der Schmerz heißt und wo aus dem Schmerz heraus Täterschaft entsteht.

Der Schatten hat viele Gesichter: ein ängstliches, gieriges, manipulatives, faules, feindliches, egoistisches, geiziges, verurteilendes usw. Die Liste kann endlos weitergeführt werden. Die dunkle Seite ist wie ein Lagerhaus, das mit all diesen nicht akzeptierten Aspekten der Persönlichkeit bis unter das

Dach voll gestopft ist. All die Dinge, die Sie vorgeben, nicht zu sein, und all die Eigenschaften, die Ihnen peinlich sind, die Sie nicht zeigen mögen und von denen Sie selbst auch nichts wissen wollen, versammeln sich hier in finsterster Dunkelheit. Alles, was Sie an sich nicht leiden können, nicht akzeptieren oder sogar hassen, nimmt ein Eigenleben an und entzieht sich Ihrer Kontrolle. Auf Dauer wird dadurch Ihr Selbstwertgefühl unterminiert und verkümmert.

Der Teufel ist der Geist, der stets verneint und verleugnet. Deshalb ist es notwendig, sich dem Schatten zu nähern, der Dunkelheit ins Gesicht zu leuchten und die Tiefen zu erforschen.

Ihre Sehnsucht gilt dem Licht und der Schönheit. Aber Sie erreichen das Licht und die Schönheit nur, wenn es Ihnen gelingt, Ihr Lagerhaus aufzusuchen, dessen Bestand kennen zu lernen und zu prüfen.

Das Ziel heißt, sich der Schattenseite mutig zu stellen, den Ab-Fall in der Finsternis zu finden, um ihn dann umzuwandeln in Gold. Ganzheit bedeutet beides, das Helle und das Dunkle, das Hohe und das Niedrige. Die dunklen Aspekte anzunehmen heißt, sie zu lassen als etwas, das zu Ihnen gehört und sie lieb zu gewinnen, denn jeder Schattenaspekt hat seine eigene Geschichte. Schatten und Licht ergibt das Ganze. Beides, Seite an Seite in Ebenbürtigkeit, ergibt die Gesamtsumme eines Menschen.

Werden Sie zur Herrscherin, zur Königin, in deren Reich Licht und Schatten eine liebevolle Verbindung eingehen. Schattenarbeit tun Sie nicht nur, um sich selbst kennen zu lernen und sich nahe zu sein, sie erschafft friedvolle Beziehungen auch zu den Menschen Ihrer Familie, Ihres Freundes- und Bekanntenkreises. Wieder einmal leistet der Zeitgeist und die Gesellschaft der Illusion Vorschub, dass diejenigen die Trophäe des Sieges davontragen, die vollkommen, perfekt und cool sind. Die Konsequenzen dieses Versuchs, die vollkommene Person zu sein, kann Sie physisch, mental, emotional und spirituell in »Teufels Küche« bringen.

Viele der so genannt perfekten Menschen leiden an Nervosität, Süchten, Depressionen, Schlaflosigkeit, Beziehungsstörungen und so fort. Es sind Menschen, die nie wütend werden, nie ausflippen, sich nie vordrängen, nie an sich selbst denken, sich und alles andere jederzeit im Griff haben.

Alle Träume, Sehnsüchte, Wut und Traurigkeit sind tief im Körper vergraben und führen dort ihr unkontrolliertes Eigenleben. Dadurch kann Krankheit entstehen, Unfälle können heraufbeschwört werden, sogar Selbsttötung kann die Folge sein. Ein unbewusstes Geschehen, dem man aber nur scheinbar ausgeliefert ist, denn in Wirklichkeit hat jeder die Macht, Bewusstheit herbeizuführen.

Das Schwerste für uns ist es, diese unerwünschten Eigenschaften anzuschauen und zuzugeben, dass sie da sind, dass wir sie haben. Die Lösung geht wieder über Bewusstwerdung, um dann mit Liebe und Mitgefühl zu dem zu werden, was wir sein können, was uns bestimmt ist.

Wenn ich meine Teufel, Geister und Dämonen kenne, ihre Namen weiß, dann muss ich sie nicht mehr fürchten und verleugnen. Ich kenne ihre Fratzen, sie sind nicht länger bedrohlich und ich kann darüber lächeln. Ich schöpfe aus ihnen Kraft, Energie, Stärke und nicht zuletzt Humor, weil sie zu mir gehören, zu meiner Geschichte, zu meinem Leben und zu meinem Weg.

An dieser Stelle schlage ich Ihnen eine kleine Übung vor:

Nehmen Sie sich für das, was Sie tun wollen, genügend Zeit. Listen Sie nun all die Eigenschaften, Gefühle und Verhaltensmuster auf, die Sie an sich nicht mögen, die Sie missbilligen und negativ bewerten.

Wenn Ihnen nichts mehr einfällt, dann schauen Sie sich die einzelnen Punkte ganz genau an. Verbleiben Sie so lange bei den aufgeschriebenen Stichworten, lassen Sie die Bilder und Geschichten auftauchen, die zu diesen Schatten-Emotionen gehören, bis sich in Ihrem Herzen Verständnis, Mitgefühl und Liebe dafür einstellt.

Durch Ihre Liebe und Ihr Mitgefühl entsteht ein positives Energiefeld, Sie gewinnen einen Zustand von Ganzheit und Selbstachtung und Würde.

* * *

Ein Spätherbsttag im Oktober. Draußen leuchtet goldgelb und weinrot das Herbstlaub. Die Apfelernte ist vorbei, gestern wurden die letzten Boskop-Äpfel für den Winter im Keller eingelagert. In der Stube hängen Ketten aus Ebereschenbeeren und Hagebutten vom Kerzenleuchter herab und lassen schon Gedanken an Advent aufkommen.

Ich sitze am Schreibtisch im »Roten Salon«, vor mir leere Seiten, die beschrieben werden wollen mit Worten und Sätzen, nachdem mein Geist sie geformt hat.

Im Garten bereiten sich die letzten Blumen, Büsche und Blüten aufs Sterben vor. Mutter Erde dampft vor Feuchtigkeit im Sonnenlicht. Noch sind die unzähligen Blätter, mit denen sie bedeckt ist, farbig und trocken. In wenigen Wochen werden sie eine graubraune Farbe angenommen haben, nass und zerfallen sein, vermodern, um neue, fruchtbare Erde zu bilden und im ewigen Rad des Lebens aufzugehen. Hallowmas, Halloween naht und mit ihm das Neujahrsfest der Hexen.

Das Fest ist der Göttin mit ihrem zerstörerischen Aspekt gewidmet, der nötig ist, um Neues entstehen zu lassen. Als »Heilige Alte« verkörpert sie die winterliche Natur, das Sterben, den Tod, der gemäß und wichtig ist für zukünftiges Leben. Um diese Zeit sind die Schleier der Trennung zwischen der wahrnehmbaren Welt und der anderen Dimension, die sich dem menschlichen Auge im Allgemeinen entzieht, nur sehr dünn und durchscheinend. Die Tore zu den großen Mysterien öffnen sich und die Erfahrung des göttlichen Prinzips wird möglich.

Früher trafen sich die Frauen, weil sie wussten, dass die Göttin an diesem Tag direkt zu ihnen spricht und sie teilhaben lässt an ihrer göttlichen Weisheit. Die, die sich trafen, waren unsere Ahninnen und etwas von ihnen steckt auch heute noch in unseren weiblichen Zellen. Es steht in der weiblichen Macht, die Informationen, die wir in unserem Körper gespeichert haben, neu aufleben zu lassen und für uns selbst zu nutzen. Die Mystik und Weisheit des Todes wurden damals mit Festen gefeiert, ganz im Gegensatz zu heute, wo Menschen allenfalls an Allerheiligen, mehr oder weniger beklommen, ihre Gräber besuchen.

Was ich selbst als immens stärkend empfinde, ist der Schulterschluss, die Verbundenheit, die die Frauen früher zusammengehalten hat. Heute sind wir Frauen oft Konkurrentinnen und Einzelkämpferinnen. Es geht viel um äußere Dinge wie Attraktivität, Männer, Beruf, Job, Karriere und perfekte Familien. Ein Zusammengehörigkeitsgefühl verliert sich bei diesen Themen.

Wenn wir einander wieder Freundinnen und Schwestern werden, sind wir nicht mehr alleine. Dann sind wir selbst die Spezialistinnen für uns. Denn in einer Gruppe von Frauen können wir Bestärkung, Trost, Humor, liebevolle Kritik, Geborgenheit und Mitgefühl erleben. Auf diese Weise stärken wir das Weibliche und brauchen es nicht länger von Männern einfordern. Wir lassen uns im Gegenzug das Männliche von den Männern schenken. Der Kampf der Geschlechter findet damit ein Ende. Frauenzusammenkünfte, Kaffeeklatsch mit Freundinnen, Austausch mit den weiblichen Familienmitgliedern sind wichtig, um das Weibliche in uns zu stärken, um aufzutanken, damit wir unsere Kraft wieder an Männer und Kinder verschenken können.

HEXEN

Das Wort Hexe löst in jeder Frau Emotionen aus. Keine Frau lässt dieses Wort kalt. In unseren weiblichen Zellen sind Informationen gespeichert, die mit dem brutalen Mord an den Frauen im Mittelalter verknüpft sind. Tief in uns, wenn wir es zugeben, löst dieses Wort Hexe Todesangst aus. Angst vor Verrat, Verfolgung, Martyrium und Vernichtung. Es tauchen Bilder von Folterkammern, Werkzeugen, Folterknechten und brennenden Scheiterhaufen auf. Übermächtige, männliche Gewalt, der wir ohnmächtig ausgeliefert sind.

Manche Frauen und Männer haben heutzutage noch immer nicht verstanden, dass keine, nicht eine einzige der Frauen, schuldig im Sinne der Anklage war. Die meisten Frauen und Männer hingen damals der alten Religion und Tradition der Großen Göttin an, der keltischen Ur-Religion, ihren Festen und Riten, ihrer Heilkunde und Geburtshilfe.

Hexen, Schamanen und Freidenker wurden verfolgt und vernichtet, weil die katholische Kirche und weltliche Machthaber die alten Traditionen für sich selbst als bedrohlich erkannten.

In den alten Religionen konnte jeder Mensch selbst und direkt mit der Gottheit in Verbindung treten. Für die Priester der katholischen Kirche war das jedoch höchst suspekt, weil ihre Daseinsberechtigung ja gerade in der Glaubensverbreitung bestand, dass ein direkter Kontakt von Mensch zu Gott nicht möglich ist.

Immer noch besteht die Furcht, sich mit diesen Traditionen zu beschäftigen, zu identifizieren. Die alten Mysterien stellt man sich auch heute noch als dubios, bizarr und geheimnisvoll vor.

In Wahrheit sind die Mysterien aus dem vielfarbigen Stoff des Alltags gewebt. Sie gründen sich auf die urmenschlichen Erfahrungen, die alle gemeinsam haben, nämlich Geburt, Liebe, Partnerschaft, Sexualität und Tod, Fürsorge und Pflege Kranker und Alter, Herausforderungen, Krisen und Feindschaft und den Sinn menschlichen Daseins überhaupt. Die Essenz der alten Traditionen besteht aus dem Nächstliegenden, Banalen, Alltäglichen, Menschlichen.

Das Heilige – ob wir es nun Göttin, Gott, Höhere Macht, Buddha oder Allah bezeichnen – ist nicht außerhalb der Welt, es manifestiert sich in der Natur, am Sternenhimmel, in den Menschen, Tieren, in der Gemeinschaft und in der Kultur, die wir erschaffen. Das Heilige ist Gott und Göttin gleichermaßen, männlich und weiblich zugleich.

Auch jedes Wesen ist heilig und hat seinen besonderen, einmaligen, unverwechselbaren Wert. Dieser Wert kann nicht mit dem Wert eines anderen Wesens gemessen und verglichen werden. Wert muss nicht verdient, erarbeitet oder bewiesen werden!

Geist, Körper und Seele sind heilig und einmalig. Der männliche, weibliche, kindliche, tierische und pflanzliche Körper ist heilig. Alle körperlichen Prozesse, insbesondere die tiefe, lustvolle lebensspendende Kraft der Sexualität sind heilige Vorgänge. Der Monatszyklus, Schwangerschaft, Geburt, Altern und Tod sind heilige Lebensinhalte.

Vom Erbe dieses Wissens wurden wir durch die brutale Vernichtung und Verfolgung der Männer und Frauen, die in den Traditionen lebten, völlig abgeschnitten und, noch schlimmer, nachhaltig entfremdet. Die mittelalterliche, christliche Engstirnigkeit und Lustfeindlichkeit der kirchlichen Stellvertreter und Machthaber führten zu einem der größten Massaker. Unfassbar, dass im Mittelalter Millionen Männer, Frauen und Kinder geopfert wurden. Ein dunkles Kapitel in der Geschichte der Menschheit.

Die Religion der Großen Mutter dringt immer mehr an die Oberfläche und verbreitet ihr Licht. Der Lichtschein der liebenden Muttergottheit scheint wärmend auf uns herab, ohne Autoritäts- und Machtstrukturen. Ihre Botschaft lautet: Alle Menschen sind Kinder Gottes, ein jedes Geschöpf ist heilig und von gleichem Wert.

Jeder Mann und jede Frau ist direkt mit Gott verbunden, es wird kein Mittler benötigt, um mit Gott zu sprechen. Alle Menschen haben den göttlichen Funken in sich selbst. Keiner ist von Gott getrennt. Niemand muss sich so oder so verhalten und Erlösung in der Zukunft suchen, denn das Selbst ist jetzt und in diesem Augenblick vollständig heil und ganz und in Frieden. Wenn wir gelernt haben, mit unserem Selbst in Verbindung zu treten, dann ist Erlösung in diesem Moment.

Mit dem strengen und rachsüchtigen Gott der katholischen, protestantischen, jüdischen Religionen wurde das Volk beherrscht, bedroht, reglementiert und unterdrückt. In der christlich-katholischen Tradition herrscht bis heute eine Frauenfeindlichkeit, die sich nicht zuletzt in der Verbannung von Frauen aus kirchlichen Ämtern ausdrückt.

Körperlichkeit und Sexualität werden ebenfalls noch immer ausgespart, auch Sinnesfreuden und Lebenslust haben zwischen den Kirchenbänken und vor den Altären noch wenig Raum gefunden.

Wie wohltuend und liebend dagegen die Religionen der amerikanischen Ureinwohner oder die der Kelten, die alle Schöpfung als göttlich erkennen, die die Freuden von Mutter Erde schätzen und genießen, die den Körper als Tempel Gottes würdigen und Sexualität als heiligen Akt verstehen, der das Rad des Lebens beschwingt. Frauen und Männer vereinigten sich im heiligen körperlichen Akt mit dem Bewusstsein um das göttliche Wunder, an dem sie dadurch teilhatten. Auch Mutter Erde wurde in diesem Sinne bestellt: Arbeiten wie Säen, Pflanzen und Ernten wurden mit der inneren Haltung des Dankens und Bittens verrichtet.

Der Verlauf der Mondphasen wurde beobachtet und bei Vollmond wurden Rituale abgehalten. Vor einigen Jahren wurde das alte Wissen um die Mondphasen und ihre Auswirkungen auf die Erde, auf Mensch und Tier wieder einem breiteren Publikum zugänglich gemacht.

Hexen und Schamanen im Mittelalter hatten alle einen starken Bezug zum Mond. Der Mond ist von jeher Herz der uralten weiblichen Mysterien und versinnbildlicht die unterirdische Wohnung der Göttin, die wiederum Symbol ist für die eigene Unterwelt in jedem Menschen, den so genannten »Schatten«. In der eigenen Unterwelt versammeln sich negative Gedankenformen und unliebsame Eigenschaften, die dorthin verdrängt werden. Die Kenntnis, Überwindung und Integration des Schattens, des Unbewussten, ist, wie bereits beschrieben, unumgängliche Voraussetzung für das seelisch-geistige Wachstum.

Offenbar hatten viele Menschen im Mittelalter Zugang zu diesem Wissen, das durch Verfolgung und Vernichtung jener, die in dieser Tradition standen, minimiert und versunken ist.

Alle Frauen sind deshalb aufgerufen, die »Hexe« in sich wieder anzuschauen, anzuerkennen, zu beleben und von ihr zu lernen. Und sich dem Schmerz auszusetzen, den es bedeutet, so viele Schwestern auf so furchtbare Weise verloren zu haben. Wer immer noch Angst hat, kann das Wort »Hexe« austauschen gegen Begriffe wie »Weise Frau«, »Weise Alte«, »Ahnin« usw. Das sind neutrale Bezeichnungen für ein und dasselbe, die es vielleicht leichter machen, sich damit zu identifizieren.

MACHT

Jeder Mensch hat Macht. Und jeder Mensch besitzt freien Willen. Willen und Macht sind miteinander verknüpft und kraftvolle Energien, die positiv oder negativ eingesetzt werden können. Nicht einmal Gott mischt sich in den persönlichen Willen des einzelnen Menschen ein.

Was negative Machtausübung ist, wissen wir alle, man kann sie auch als »Macht über« bezeichnen. Positive Machtausübung, »Macht von innen«, »persönliche Macht« oder »Eigen-Macht« ist weniger bekannt. »Eigen-Macht« ist sinnvoll, positiv und heilsam, solange Sie zentriert, bewusst und im Gleichgewicht bleiben.

Viele Wege unterstützen die Gewinnung der persönlichen Macht. Bei den nordamerikanischen Ureinwohnern sind es die Visionssuche, das Verbundensein mit der Natur und den Tieren. In der keltischen Tradition erlangten unsere Ahnen »Eigen-Macht« durch ihre liebende Verbindung zur Göttin und ihrer dankbaren, segnenden Einstellung zur Mutter Erde und ihren Früchten. Hexen, Heiler und Schamanen gewinnen Macht durch eine besondere Geisteshaltung, Trance, Rituale, Hellsehen und Magie.

In diesen Ur-Religionen existiert auch der Grundsatz, dass wir unbeschadet zurückgeben, was uns geschenkt worden ist.

Es obliegt der persönlichen Macht eines jeden Menschen, das zu tun oder damit zu beginnen. Zur »Eigen-Macht« gehört auch, wie viel Energie Sie bestimmten Gedanken verleihen. Positive Macht üben Sie aus, wenn Sie einen Ihnen abträglichen Gedanken fallen lassen und willentlich einen Ihnen zuträglichen Gedanken denken und ihm Ihre Macht geben.

Mit dem Gedanken »Ich habe alles, was ich brauche, alles weitere ist ein Geschenk« oder »Heute gelingt mir alles, was ich anpacke«, gehen Sie ganz anders durch die Welt, erleben positive Situationen, Menschen reagieren wohlwollend, Ihr Mitgefühl, Ihre Intuition und Sensibilität werden verstärkt. Mit der *Macht über Ihre Gedanken* haben Sie es selbst in der Hand, ob Ihr Leben leichter wird, farbiger und interessanter.

Natürlich wirkt es nur dann, wenn Sie auch wirklich die Macht über Ihre Gedanken ergreifen. Am Anfang fällt uns dies oft ähnlich schwer wie das Erlernen einer neuen Sprache. Mit der Zeit gewöhnen Sie sich daran, negative Gedanken, Urteile und Vorurteile zu erkennen und sie dann fallen zu lassen und statt ihrer positive, weiterführende Gedankeninhalte zu wählen. Diese Übung dauert meist Jahre, manchmal ein Leben lang und ist hohe Lebenskunst. Gerade in der Zeit des körperlichen Wandels können Sie Ihre persönliche Macht trainieren, damit Sie zu der Person werden, die Sie sein wollen und die Sie in Wahrheit sind. Die persönliche Macht und der freie Wille ist unantastbar, und wird er für das Richtige eingesetzt, gereicht er allem zum Segen.

Wille und »Eigen-Macht« sind starke Kräfte, nicht nur für Sie selbst, sondern auch für Ihre Familie, für Ihre Mitmenschen, die Tiere und die Natur, ja für den ganzen Planeten. Denken Sie »eigenmächtig« weiterführende und lösende Gedanken, verändern Sie dadurch Ihre Beziehungen, Ihre

Umgebung und Ihre gesamte Welt. Erkennen Sie die kreative Kraft Ihres Geistes und unterstützen Sie ihn mit Gebeten, Meditationen und Stille.

Wir haben noch immer nicht verstanden, dass wir Menschen, unabhängig von unserer Nation, Rasse oder Hautfarbe, Brüder und Schwestern sind. Dass uns der gleiche göttliche Geist innewohnt und beseelt, dass wir alle ausnahmslos Kinder Gottes sind und uns im Kern gleichen und eins sind. Unsere westlichen Nationen haben ihren Reichtum und ihren Überfluss auf Kosten der armen Länder und Nationen geschaffen. Da wir aber eine Menschheit auf einem Planeten sind, kann es den anderen, solange noch ein Mensch, ein Bruder, eine Schwester hungert, nicht wirklich gut gehen. Solange irgendwo auf der Welt Krieg herrscht, getötet wird, verfolgt, gefoltert und vergewaltigt wird, sind die anderen Völker nicht unbeteiligt, nicht im Frieden. Das ist nur Schein.

Vielleicht spüren wir ein ziehendes Unbehagen, doch wir haben gelernt, uns abzulenken mit dem Überfluss, in dem wir leben, mit den Konsumgütern, die wir kaufen können, mit dem Streben nach Geld und Besitz, das uns vorgaukelt, in Sicherheit zu sein. Bereitwillig glauben wir an die »guten Großmächte«, die uns vor den »Bösen« beschützen wollen, zu kurzsichtig, um hinter die Kulissen zu schauen. Bereitwillig glauben wir an die Mär, dass Krieg irgendetwas zum Guten verändern könnte, dass Krieg und »Macht über« eine Lösung darstellen.

Wären wir uns alle unserer Verbundenheit mit Menschen, Tieren, Natur und Mutter Erde bewusst, würden unsere Tränen fließen und unsere Herzen bluten. Feindbilder gehörten der Vergangenheit an. Diese Art von Bewusstsein könnte die Welt verändern und das Überleben der Menschheit sichern. Jeder kann nur bei sich selbst beginnen, geistiges Bewusstsein zu erwecken, Mitgefühl, Liebe und Frieden zu entwickeln. Diese Eigenschaften besitzen wir bereits, allerdings sind sie vom ewig ängstlichen Ego, von Gedanken an Mangel, vom Glauben an Leid und an das Endliche tief verschüttet. Wenn wir unsere Gedanken richtig wählen und aufhören, in Gut und Böse zu trennen, können wir einen Blick ins Paradies tun. Hier erfühlen wir, was menschliches Leben ist und sein kann. Hier gibt es keinen Zweifel, keinen Widerstand, keine Ängste und keine Sorgen mehr. Alle Türen stehen uns offen, das Leben ist ein Fest, wir sind unverletzbar und haben alles, was wir brauchen.

Wir gelangen kraft unserer persönlichen Macht an diesen Ort, das dürfen wir nie vergessen! Alle Eigen-Macht liegt bei uns selbst! Wir haben die Macht, unser Leben, unser Selbst in einen Himmel auf Erden zu verwandeln. Wer diese Dimension einmal geschaut hat, trachtet danach, immer wieder dorthin zurückzukehren und immer länger dort zu verweilen.

Das Paradies ist jetzt da, es liegt nicht außerhalb von uns Menschen, es liegt in uns. Das Einzige, was wir tun müssen, ist, die Entscheidung zu treffen, Widerstände und Zweifel immer wieder aufzugeben, Beurteilungen zu lassen, Liebe für uns selbst zu hegen und den heiligen Raum in uns zu spüren. In ihm erfahren wir, dass alle Menschen berechtigt sind, als Gottes Kinder in Glück, Wohlstand und Zufriedenheit zu leben.

Kein Mensch ist ohnmächtiges Opfer von äußeren unkontrollierbaren Kräften. Sich als Opfer zu erleben heißt, keine Verantwortung für sich zu übernehmen. Als Opfer des eigenen Denkens, des Egos, kommen wir nicht weiter, als Opfer unserer Eltern und Erziehung ebenfalls nicht.

»Eigen-Macht« erlangen wir, wenn wir selbst hundert Prozent Verantwortung für unser Leben übernehmen, hundert

Prozent für unsere Partnerschaft, für Beruf, für Visionen, Träume und Ziele, für unser Tun, Lassen und Handeln, für unseren Verstand und unsere Gedanken. Hören wir also jetzt auf, Verantwortung für unser Leben abzugeben, und geben wir äußeren Umständen, Menschen oder Institutionen keine Macht mehr über uns.

Ganz besonders wir Frauen müssen alte Formen von erlebter Ohnmacht überwinden und aus der Opferrolle aussteigen. Mit der Macht über unseren Verstand, über unsere Gedanken, Ansichten, Urteile und Vorurteile können wir das Leben wählen, das wir leben möchten.

Wenn alles gut läuft, fällt es leicht, uns anerkennend auf die Schulter zu klopfen, doch wenn etwas Unangenehmes geschieht, wenn uns der Partner verlässt, dann suchen wir die Schuld bei ihm oder den äußeren Umständen. Hiermit geben wir die Verantwortung ab und erleben uns als Opfer.

Das Gleiche gilt, wenn wir für jedwedes Problem oder Scheitern unsere Eltern oder unsere schwere Jugend verantwortlich machen. Hier verschieben wir unsere Verantwortung auf andere Menschen, Umstände und Äußerlichkeiten. Auch Eltern erleben sich als Opfer ihrer Kindheit und Jugend, des Krieges und der Not danach, Großeltern ebenfalls usw. ... Auf diese Weise wird Ohnmacht etabliert und Opferrollen werden zur Tradition. In der Gesellschaft sind Opferrollen sehr verbreitet. Als Opfer bringt man sämtliche Helfer auf den Plan, die einem mit Rat und Tat, unermüdlicher Zuneigung und Aufmerksamkeit zur Seite stehen. Sympathie und auch oft Liebe sind demjenigen gewiss, der tapfer ein schweres Los erträgt. Oft genug schlägt das Schicksal grausam zu. Und doch hat jeder Mensch die Macht, in einer für ihn richtigen Weise damit umzugehen und für sich ein lebenswertes und befriedigendes Leben zu kreieren.

Wer Schuld bei anderen Menschen sucht, bei Umständen und Situationen, ist und bleibt Opfer! Vorwürfe, Rachsucht, Verleugnungen dienen dazu, uns an Vergangenes zu binden, an strenge Eltern, ungerechte Lehrer, untreue Ehemänner, neidische, unehrliche Freunde und so weiter. Innerlich bleiben wir in diesen Dramen stecken. Damit wird die Gegenwart durch den negativen Schleier der Vergangenheit beeinträchtigt. Es erscheint leichter, dem Exmann Vorwürfe zu machen, den Eltern und Freunden bestimmte Vergehen nachzutragen, als sich selber anzuschauen und zu erkennen, was wirklich war. Es erscheint bequemer, sich zu ärgern, zu rächen, nachzutragen, vorzuwerfen als zu vergeben, versöhnen und zuzustimmen.

Der Preis dafür ist allerdings hoch. Hier schaffen, auch wenn man sich noch so sehr im Recht glaubt, negative Gedanken und Emotionen ein negatives Energiefeld. Auf dessen Matrix können körperliche und seelische Krankheiten, Energieblockaden, Verkrampfungen und Muskelverhärtungen entstehen. Vermutlich können Sie bei sich feststellen, dass sich Ihre inneren Einstellungen in Ihrem körperlichen Erscheinungsbild widerspiegeln. Das äußert sich in enttäuscht herabgezogenen Mundwinkeln, verbittertem Gesichtsausdruck, zusammengekniffenen Lippen, steilen Stirnfalten, strengem Blick und versteinerten Gesichtszügen.

Wer die Verantwortung für alle seine Entscheidungen, für all seine Fehler, für alles, was ihm geschieht und geschehen ist, übernimmt, dem steht der Weg zur persönlichen Macht und damit zur freien, aktiven Handlung offen. Dabei bleibt das Gesicht entspannt, Falten glätten sich und Muskelverspannungen lösen sich. Die Magie, von der im nächsten Kapitel die Rede ist, ist ebenfalls ein Aspekt der persönlichen Macht.

MAGIE

Hexen, Heiler, weise Frauen und Schamanen arbeiten mit Magie. Mit Magie bezeichnet man den willentlichen Umgang mit Energien, der gelenkten Aufmerksamkeit und der weihevollen Handlung. Magie erlaubt die Gewissheit darüber, dass die Wirklichkeit und Wahrheit unergründlicher, komplexer und vernetzter ist, als wir sie vermuten. »Eigen-Macht« hervorzurufen ist eine magische Kunst.

Das, was als Magie bezeichnet wird, stammt aus den Quellen der Ur-Religionen von Naturvölkern auf der gesamten Welt. Magie lehrt auch, dass Lebewesen, Pflanzen, Steine usw. nicht nur aus Materie bestehen, vielmehr sind sie von Geist und Energie durchdrungen, sie sind beseelt. Energie wirkt sich sowohl auf innere als auch auf äußerliche Vorgänge aus. Alle körperlichen, seelischen und geistigen Abläufe und Prozesse werden von Energie geleitet, genauso wie die Ereignisse in der Außenwelt: das Wetter, die Natur, das ganze Ökosystem des Planeten Erde. Auf diesem Grundsatz basiert die Lehre von der chinesischen Medizin, von Akupunktur, Naturheilkunde, Körpertherapien und Systemischer Therapie. Auch das Heilen der Schamanen und Geistheiler basiert darauf.

Energie kann geformt werden durch Gedankenkraft, das gesprochene Wort, Visualisierung, Meditation, Gebet und

Tat. Die Magie entsteht durch Handlung. Handlungen erschaffen neue Realitäten, und neue Wirklichkeiten, und Bewusstseinsveränderungen erschaffen neue Wahrheiten. Das gilt jedoch nur für die eigene Person in einem bestimmten Rahmen, denn die Macht, solche Veränderungen herbeizuführen, ist begrenzt. Die Wirklichkeit hat ebenfalls die Macht, das einzelne Individuum zu formen. Geformt werden Menschen durch die Geburt in eine bestimmte Familie, eine bestimmte Kultur, ein bestimmtes Land, eine bestimmte Rasse, einen bestimmten Glauben usw.

Die sichtbare Welt ist daher nur ein kleiner Teil des Großen Ganzen. Es gibt noch weitere Dimensionen und Ebenen, die für uns unsichtbar sind, die aber dennoch existieren.

In allen Kulturen gibt es diese Dimensionen, die über die sichtbare Welt hinausreichen, in die meist erst nach dem körperlichen Tod Eingang gefunden werden kann. Im Himmel, im Nirwana, den ewigen Jagdgründen, existieren auch Lebewesen wie Gott, Göttin, Engel, Geisthelfer, Geistführer, aufgestiegene Meister, Ahnen usw. Wesen mit eigenem Bewusstsein, Intelligenz und Kräften. Kontakt zu diesen Wesen bekommen Sie, wenn Sie die geistige Welt anrufen durch Gebete und Meditationen. Damit öffnen Sie das Tor zu den großen Mysterien, zu der Dimension, aus der Leben geformt und bewegt wird.

Abgeschnitten vom All-Eins-Sein, mit allem, was da ist, und dem Verlust des Wissens um die eigene Heiligkeit und die der Schöpfung, vereinzeln sich Menschen immer mehr und sind Süchten, Beziehungsschwierigkeiten, Depressionen, Abhängigkeiten und billigem Ersatz ausgeliefert.

Magie auszuüben bedeutet, die Verantwortung für das eigene Handeln zu tragen, für die Worte, die man spricht, für Visionen und Träume, in die wir Energie lenken wollen. Magie ist nichts anderes, als Gedanken, Wünsche und Visionen ernst zu nehmen, sie in die Tat umzusetzen und so ins Leben zu bringen.

Ein Buch zu schreiben ist ebenfalls reinste Magie. Etwas wird aus Gedankenkraft heraus geschaffen, niedergeschrieben, was sonst nicht da wäre, sich verflüchtigen würde. Eine Form, eine Realität wird kreiert durch handeln bzw. schreiben. Das Buch kann gelesen werden und berührt dadurch wieder andere Menschen, die dann an der Gedankenwelt des Autors teilhaben. Dadurch werden vermutlich andere angeregt zu neuen Gedanken, Ideen und Visionen und erhalten Impulse für eigene Handlungen.

Viele Menschen haben Wünsche und Träume, doch lassen sie sich allzu leicht, oft beim geringsten Widerstand, davon abbringen oder vergessen sie. Diese Menschen haben nie gelernt, sich selbst und ihre Bedürfnisse, Wünsche und Visionen ernst zu nehmen. Sie sind Spielball anderer Personen und ihrer Vorstellungen. Die Pforte zum inneren Wesen bleibt verschlossen.

Geben Sie Ihren Wünschen, Träumen und Ideen Gestalt, handeln Sie, und Sie schöpfen etwas, was ohne Sie nicht da wäre. Manifestieren Sie Ihre Sehnsucht! Teilen Sie die einmalige Gabe, die nur Sie besitzen, mit der Welt!

✳ ✳ ✳

Eine Freundin von mir, die bis zum Alter von fünfundvierzig Jahren die angepasste, brave Tochter ihrer Eltern, die tüchtige Ehefrau ihres Mannes und die treusorgende Mutter ihrer Kinder war, packte eines Tages im Rahmen eines Selbsterfahrungsseminars der Rappel. Für sämtliche Familienmitglieder unverständlich, erfasste sie die Vision und das

Verlangen, ein Waisenhaus in Afrika zu gründen, dort zu leben und zu arbeiten.

Es war ihr lange gehegter, aber heimlicher Traum, den sie sich selbst bisher nicht eingestand und über den sie erst recht nicht sprach. Doch dann, in den Wechseljahren, kam ihr plötzlich die Erkenntnis, dass sich ihr Traum niemals erfüllen würde, wenn sie ihn nicht selbst aktiv verwirklichen würde. Vor drei Jahren hat sie ihre Vision manifestiert. Seit dieser Zeit lebt sie in Ghana und betreut mithilfe von einheimischen Frauen dreißig afrikanische Waisenkinder. Und jetzt kommt das Beste: Ihr Mann vertraute sich ihrem Traum ebenfalls an und erfreut sich seitdem an seiner Frau, die täglich zufriedener wird und dies auch ausstrahlt.

Ein anderes Beispiel aus meinem Bekanntenkreis ist ein Paar aus der Großstadt, das den Lärm, die schlechte Luft, die Anonymität und Reizüberflutung der Stadt gründlich satt hatte. Sie fassten den mutigen Entschluss, sich trotz sicherem Arbeitsplatz, Betriebsrente und fehlendem Kulturprogramm auf dem Land einen ehemaligen Bauernhof zu mieten. Seitdem genießen sie die stillen Freuden des Landlebens, zwei Katzen und einen jungen Hund. Bei Bedarf fahren sie in die Stadt ins Kino oder zu einem Konzert, das genügt ihnen inzwischen völlig. Selbstangebaute Gemüse und Früchte verschaffen ihnen stolze Freude und tiefe Befriedigung.

Haben Sie also den Mut, Ihre Sehnsucht zu verwirklichen. Sie sind Drehbuchautorin, Regisseurin und Hauptdarstellerin Ihres Lebens und keiner kann es an Ihrer Stelle tun. Oft sind es ja auch kleine Träume, die, wenn sie verwirklicht werden, Ihr Leben verschönern, interessanter machen und Zufriedenheit schaffen.

DIE LIEBE

Ein Mensch liebt, um geliebt zu werden;
engelsgleich dagegen,
wer um der Liebe willen liebt.

Alphonse de Lamartine

Die größte menschliche Sehnsucht ist es, geliebt zu werden. Die meisten Männer und Frauen denken dabei an eine Liebe, die von außerhalb kommt. Also von einem Menschen, der uns in dem Maße liebt, wie wir es wünschen. Hierbei vergessen wir das universale Gesetz: »Wie innen – so außen«. Nur das, was bereits vorhanden ist, kann das Gleiche anziehen. Nur derjenige kann einen liebenden Partner anziehen, der sich selbst liebt! Ein Mensch, der sich selbst nicht liebt oder nur zum Teil, wird einen Partner anziehen, der sich selbst ebenso wenig liebt oder nur zu einem gewissen Teil.

Voraussetzung, um die ersehnte Liebe zu empfangen, ist deshalb Freundschaft, Mitgefühl und Liebe zu sich selbst. Und zwar nicht nur in den seltenen Sternstunden, wenn das Make-up gelungen ist, die Haare perfekt sitzen, das neue Abendkleid glitzert und wir mit dem Blick in den Spiegel zufrieden sind. Beständige Liebe zu sich selbst, frei von Äußerlichkeiten, von Status und Aussehen, ist die Liebe, auf die es ankommt. Liebe und Annahme von guten und schlechten Charakterzügen, von Schokoladen- und Schattenseiten. Liebe lässt sich nicht auf gewöhnliche Art und Weise bemessen und beurteilen. Die Tatsache, dass sie nicht wissenschaftlich messbar ist, macht sie nicht weniger wirklich. Wir alle haben einen Hauch von der reinen bedingungslosen Liebe erfahren und zweifellos weiß ein Teil von uns um ihre Existenz. Wahre Liebe fließt, wenn wir uns dazu entscheiden, Menschen und Situationen ohne Vorurteile und Urteile zu begegnen. Wenn gegeben wird, ohne den Gedanken daran, dafür etwas zu bekommen. Liebe, wie wir sie gewöhnlich kennen, ist oftmals eher ein Handel, ein Austausch oder ein Geschäft. Wir lieben mit der Hoffnung, das Gleiche zu bekommen oder besser noch ein bisschen mehr. Diese Liebe, die einem Tauschhandel gleicht, kennen wir alle: Im Elternhaus, in der Schule, im Verwandtenkreis war Liebe von Brav-Sein, gewissen Leistungen und erwünschtem Verhalten abhängig.

Für die meisten Menschen setzt sich dieses Liebesverhalten im Beruf, im Freundeskreis und in der Partnerschaft fort. Eine solche Liebe ist nicht dauerhaft, sie ist starken Schwankungen unterworfen und man kann sich nicht auf sie verlassen. Ihre inkonsequente, vorübergehende und wechselhafte Erscheinung lässt tiefgründige Angst entstehen. Die Folge davon ist Angst vor Einsamkeit und Verlassenheit, aber auch Angst, sich in Beziehungen ganz fallen zu lassen.

Wir alle haben jedoch irgendwann im Leben einen Hauch des göttlichen Prinzips, die reine, bedingungslose Liebe erfahren. Diese Liebe bedeutet die vollständige Abwesenheit von Angst. Und das ist die Grundlage und Basis jeglicher Heilung von eingeschränkten Einstellungen, negativen Gedanken- und Gefühlsmustern, von Urteilen und Vorurteilen, von

Überzeugungen und falschen Glaubenssätzen. Leider haben die wenigsten von uns gelernt, dass wir die Wahl haben zwischen Liebe und Angst. Wir können Liebe wählen und ein Leben führen, ohne von Angst dominiert zu werden.

Angst als Gefühl, als Qualität ist durchaus nützlich und wichtig. Was wäre, wenn wir keine Angst vor konkreter Gefahr hätten? Wir würden uns von wilden Tieren angreifen und verletzen lassen, im Feuer verbrennen, in Naturkatastrophen umkommen. In diesen Fällen ist Angst angebracht.

Wo Angst uns unterschwellig am täglichen Leben hindert, unsere Entscheidungen permanent beeinflusst, Schwierigkeiten und Probleme schafft, gehört sie erkannt und erlöst. Öffnen wir das Herz und lassen es mit Liebe durchfluten, dann weicht die Angst, denn für beides ist kein Platz.

Um Liebe zu finden, müssen wir erkennen, was in uns und in allen Menschen gleich ist. In uns allen wohnt derselbe Geist, derselbe göttliche Funke, dieselbe göttliche Essenz. Wenn wir das grundsätzlich verstanden haben, erleben wir uns nicht mehr getrennt von den anderen, dann können wir uns als Brüder und Schwestern anschauen.

Als ersten Schritt auf diesem Weg hin zur wahren Liebe sollten wir erkennen, wie sehr wir Liebe nur in Äußerlichkeiten suchen. Wie sehr sind wir auf gutes Aussehen bedacht? Wie schmücken, verändern und beschuldigen wir unseren Körper? In welchem Maß sind wir beschäftigt, Geld, Status, Ansehen, Ruhm zu erreichen? Wie überzeugt waren wir davon, dass diese Äußerlichkeiten bestimmen, mit welcher Art von Beziehung, Lebensstil, ja sogar Schicksal wir uns zu begnügen haben? Wenn wir ehrlich sind, dann hegen wir immer noch die heimlichen Überzeugungen: »Die hat ihren Mann nur bekommen, weil sie blond ist und große Augen hat« oder »Na ja, schön ist sie nicht gerade, aber eine gute Partie, ohne ihr Geld hätte der sie doch nie genommen« oder »Den Job hat sie nur, weil sie eine tolle Figur hat«.

Wir schwimmen an der Oberfläche, blind für das Echte, das Wahre, das Ewige und Unsterbliche. Schauen wir genau hin und lassen es Vergangenheit sein! Wir können jetzt anfangen, tiefere, ja göttliche Liebe in uns zu erwecken. Wir können uns dafür lieben, Angst gehabt zu haben und all das, was daraus entstanden ist, ebenfalls. Wir können uns dafür lieben, immer noch Angst zu haben. Je mehr Liebe, desto weniger Angst.

Einem jeden Menschen ist alle Macht, Weisheit und Liebe gegeben, sich selbst, seine Beziehungen und damit auch sein Umfeld zu heilen.

Andere Menschen, Schicksal und Ereignisse können nicht geändert werden, doch wir können unsere Einstellungen dazu friedlich und liebevoll umdirigieren. So ziehen negative Gedanken verärgerte Menschen in unseren Bannkreis, Selbstmitleid oder Rachegelüste beschwören Krankheiten herauf und Opferrollen ziehen Täter an. Schlechte Erfahrungen und Traumata in der Kindheit und Vergangenheit können ebenfalls nicht mehr rückgängig gemacht werden. Wir können nur zustimmen und hinnehmen, wie es war. Stimmen wir zu, sind wir frei. Leider haben viele Menschen vor diesem Schritt Angst. Sie haben sich seit langem mit der Hilflosigkeit und Ohnmacht identifiziert und die Opferrolle ist ihnen zu ihrer Natur und Persönlichkeit geworden. Wenn sie nun Hilflosigkeit, Ohnmacht und Probleme aufgeben, was bleibt dann von ihnen übrig?

Die Lösung ist, die Vergangenheit loszulassen. Wir beziehen Identität und Selbstwert aus unserem Sein, unserer göttlichen Quelle. Beziehen wir beides ausschließlich aus der

Vergangenheit, ist Veränderung unwahrscheinlich. Wir versinken in Groll, Kummer, Traurigkeit, Bitterkeit, Vorwürfen und Schuldgefühlen.

Der Ausweg ist die Aussöhnung mit Eltern, Bezugspersonen und Vergangenem. Erst wenn vorbei sein darf, was war, haben wir die nötige Kraft und Freiheit für die Gegenwart, in der sich immerhin unser gesamtes Leben abspielt.

AN DER SCHWELLE DES
NEUEN JAHRES

Der »Rote Salon« glänzt frisch geputzt und frisch ausgeräuchert. Eine besondere Räuchermischung habe ich für diese Zeremonie zusammengestellt: weißer Prärie-Salbei aus den Wüsten Arizonas, Zedern von der kühlen Pazifikhalbinsel in Washington State und wilder Lavendel aus Kalifornien. Diese Räucherung dient zur Reinigung, zur inneren Balance und um den göttlichen Segen anzuziehen. Die trockenen Kräuter lege ich in eine große Muschelschale, zünde sie an und lasse sie ein paar Sekunden brennen, bevor ich sie mit meiner kanadischen Feder ausschlage, so dass die Kräuter nur noch glimmen. Sofort entsteht ein feiner Rauch, der senkrecht nach oben steigt und sein wundervolles Aroma entfaltet.

Nun beginnt das eigentliche Räucherritual. Zuerst reinige ich mich selbst mit dem heiligen Rauch. Ich beginne beim linken Fuß, das ganze Bein hinauf, dann den rechten Fuß, das rechte Bein, ich räuchere meine Yoni, meinen Bauch, mein Herz, die Arme, die Stirn und den gesamten Kopf und ziehe mit der Feder den Rauch über den Kopf hinweg zu der Rückseite meines Körpers. Danach fächle ich Vater Himmel zu und Mutter Erde und den vier Himmelsrichtungen: Der Hüter des Nordens ist der Winter, der Nacht und das weißhaarige Alter symbolisiert. Der Hüter des Ostens, der Frühling, beinhaltet das neu erwachende Leben. Der Hüter des Südens repräsentiert den Sommer und das Wachstum und die Reife. Und der Hüter des Westens stellt den Herbst, die innere Stärke und Selbstprüfung dar.

Räucherungen werden als Botschaft an den Himmel verstanden und wurden schon in der Steinzeit angewandt. Ich habe das Räuchern von einem indianischen Schamanen gelernt und erfahren, dass Räuchern auf allen Erdteilen der Welt fester Bestandteil von Zeremonien, Meditationen, Ritualen und Gebeten ist. Auch die christliche Kirche benützt seit Jahrhunderten den heiligen Weihrauch, der nicht nur atmosphärisch reinigt, vielmehr Schutz vor Insekten und Bakterien darstellt und Heilwirkungen bei Zahnweh und Rheuma zeigt, weil er entzündungshemmend wirkt.

Mein »Roter Salon« ist nun frisch gereinigt und ich selbst bin es auch, so kann das neue Jahr beginnen. Neue Energie kann fließen, neue Gedanken und Ideen, neue Vorstellungen und Visionen mögen Einzug halten. Vergnügt sitze ich am Schreibtisch und harre der Einfälle und Zu-Fälle, die da kommen.

GOTTES SOHN
UND GOTTES TOCHTER

Vielleicht war Ihr Leben bisher nicht immer leicht: In der Kindheit womöglich vernachlässigt, früh wichtige Menschen verloren, eine schwere Krankheit oder seelischen Kummer erlitten, nicht den passenden Partner gefunden oder einen geliebten wieder verloren usw. Doch wir alle besitzen ein Herz, das wir öffnen können, und wir verfügen über Gedanken, die uns aus Kummer und Not herausführen können. Wir können es zu unserer Lebensaufgabe machen, mit allen Kräften danach zu trachten, es uns selbst immer besser gehen zu lassen.

Eine Klientin hatte im Alter von dreiundvierzig Jahren ihren Mann, der nur wenig älter als sie selbst war, durch einen plötzlichen Herztod verloren. Dieser Verlust war für sie so existenziell, dass sie in tiefe Trauer versank. Alle Bemühungen seitens der Kinder, Familie und Freunde führten nur zu einer weiteren Verfestigung ihres versteinerten Zustandes. Nach ein paar Jahren erlitt sie bei einem Autounfall ein leichtes Schleudertrauma. Diese Erschütterung brachte sie wieder zu sich und löste einen langwierigen, zähen, aber stetig wachsenden Heilungsprozess aus. Sie erkannte, wie groß trotz allen Kummers ihre Chancen auf ein erfülltes Leben noch immer waren.

Sie behielt die Liebe zu ihrem toten Mann im Herzen, wandte sich selbst aber wieder ganz dem Leben und den Lebenden zu. Sie lernte wieder lachen und sich zu freuen. Sechs Jahre später begegnete sie einem Mann, mit dem ihr ein spätes Glück geschenkt wurde. Ihre Erfahrungen mit Tod und Trauer hat sie aufgeschrieben, und im Moment ist sie dabei, einen Verlag für ihr Manuskript zu finden.

Dieses Beispiel zeigt, wie Schicksalsschläge Menschen völlig aus der Bahn werfen können. Doch es zeigt auch die seelische Widerstandskraft, die jeder Mensch mehr oder weniger besitzt und die dabei hilft, schwere Phasen und Schicksalsschläge zu meistern.

Mit dem Bewusstsein, ein Höheres Selbst zu besitzen, den eigenen Wert, die eigene Größe und Würde anzunehmen und aus dieser erweiterten Dimension heraus zu leben und zu handeln, leisten wir einen unverwechselbaren Beitrag zum Großen Ganzen, zur Schöpfung und dem Universum. Das hat nichts mit Selbstüberschätzung, Grandiosität oder Narzissmus zu tun. Dieser Beitrag entspringt dem göttlichen Kern und dient nie nur zur eigenen Selbstverwirklichung. Er dient vielmehr dem Wohle der Gemeinschaft und der gesamten Schöpfung.

Bleiben wir jedoch bei den Gedanken an Schuld und Opfersein, Schmerz und Leid haften, erkennen wir den Auftrag und die Aufgabe nicht, versinken wir in Depression, Krankheit, Bitternis, Wehklagen, Vorwürflichkeit und Unbewusstheit.

Der Sinn menschlichen Lebens liegt sicherlich nicht in Konsum, Geld und Besitz. Schon der Gedanke ist absurd, mit Geld ein Stück von Mutter Erde zu kaufen und es für sich selbst besitzen zu wollen, womöglich noch anderen Menschen zu verbieten, jenen Teil zu betreten. An Besitz von Grundstücken sind wir schon so gewöhnt, dass es nicht mehr auffällt. Will jemand eine Insel oder einen Berg kaufen, kommt das Absurde dieses Verlangens ans Tageslicht. Haben nicht alle Menschen auf Erden dasselbe Recht, auf Mutter Erde zu leben, zu wohnen, zu pflanzen und zu ernten? Dieses Ur-Recht hat die moderne Gesellschaft mit all dem einseitigen Besitz- und Konsumstreben oft vergessen.

Durch die Anhäufung von Gütern, Geld und Reichtum aller Art werden Gedanken an Verlust genährt, die fatalerweise noch zu vermehrtem Ansammeln von Werten und Besitz führen. So sind wir gefangen in einem Teufelskreis und produzieren Tag für Tag, Monat für Monat, Jahr für Jahr nur noch Gedanken des Mangels, des Verlusts und der Angst.

Die Rettung, so vermuten wir, liegt im eigenen Haus, in der behaglichen Wohnungseinrichtung, der schweren Limousine und dem wohlverdienten Urlaub irgendwo im Süden, wo die Menschen noch anders leben. Dort wird dann ein Häuschen gekauft, nachdem man im mittleren Lebensalter »ausgestiegen« ist, und hier verspricht man sich das wahre Leben. Falls das Geld noch nicht reicht, wird ein Zweitjob angenommen oder ein Nebenverdienst, damit auch all das angeschafft werden kann, was die Werbung im Fernsehen verspricht, die weiß, was uns glücklich und zufrieden macht.

Doch Glück und Zufriedenheit lassen sich nicht kaufen und wenn, dann nur für kurze Zeit. Glück und Lebensfreude finden wir, wenn wir, losgelöst vom Ego, vereint mit unserem göttlichen Kern die wahre Aufgabe erkennen, aus Liebe und Mitgefühl heraus leben, denken und handeln. Dabei erkennen wir, dass jeder Mensch Lehrer, jeder Umstand und jede Lebenssituation Lektion und »Nachhilfestunde« ist und Gelegenheit zu geistigem und spirituellem Wachstum bietet. Der tiefe Blick in die Augen eines anderen Menschen berührt unseren innersten Kern, wir erkennen uns im anderen als Bruder und Schwester, von derselben göttlichen Essenz durchstrahlt.

Der Begriff »Ego« ist wie eine Fotografie, eine Vorstellung von uns selbst, bestehend aus Irrtum und Mutmaßungen. Wir sind nicht das, was wir auf dem Bild sehen. Wir leben nicht getrennt von Gott, von anderen Menschen, von allem, was auch noch Schöpfung ist. Gott und Schöpfer tragen wir alle in uns und niemand und nichts kann uns in Wirklichkeit verletzen. Verletzt werden kann nur das Ego, das kleine unzulängliche, falsche und ewig ängstliche Konzept, das leider jeder von uns mehr oder weniger ausgeprägt in sich trägt. Das eine ist unser Ego, das kleinliche falsche Selbst, das andere unabhängig davon unser wahres Leben.

Die vertrauensvolle Hingabe an den Fluss des Lebens und an die Kräfte, die uns umgeben, ist nicht immer einfach und gelingt selten gleich gut. Insbesondere wenn Dinge schief laufen, Probleme auftauchen, die Zeiten schwer sind, werden wir aufgefordert, unser Ego zu durchschauen. Erstrebenswert ist es, Freiheit von Äußerlichkeiten zu gewinnen, sich nicht an Besitz und Status zu klammern, denn die sind unsicher und veränderlich. Was für immer und ewig bleibt, ist der göttliche Funke in uns. Er ist auch dann noch in uns anwesend, wenn alles andere verschwunden ist, sich aufgelöst hat, und er bleibt auch dann lebendig, wenn der Körper stirbt.

DIE SELBSTHEILUNGSKRÄFTE
DES MENSCHEN

Geist wirkt unsichtbar im lebendigen Körper. Er ist die gewaltigste Energie, die es auf Erden gibt. Trotzdem ist diese Energie für menschliche Instrumente nicht messbar und nicht kontrollierbar. Ärzte und Heiler in der Antike wussten um diesen Geist. In ihrem Verständnis waren Temperament, Gemüt, Einstellungen und Anschauungen der Menschen elementarer als die körperlichen Krankheitszeichen. Erst in der Zeit der Renaissance wandelte sich die Gewichtung. Die körperlichen Symptome rückten in den Vordergrund. Dort sind sie bis heute geblieben.

Glücklicherweise veränderte sich das Bewusstsein in den letzten Jahren dahingehend, dass viele der alternativen Behandlungsmethoden wieder auftauchen und Menschen ihnen immer mehr vertrauen, nachdem die Grenzen der Schulmedizin offenbar geworden sind. Wurden diese Grenzen erfahren, dann finden wir vielleicht Heilung in der chinesischen Medizin, dem indischen Ayurveda, bei koreanischen Heilern, indianischen Schamanen oder christlichen Geistheilern.

Immer mehr Ärzte und Wissenschaftler wenden sich erneut dem zu, was unsichtbar ist und bleibt, was Geist ist. Sie fanden heraus, dass es noch weitere »Intelligenzen« und »Kräfte« gibt als die, die bereits beschrieben sind.

Von diesem geistigen und physischen Potenzial wenden wir in der Regel nur einen kleinen Teil an. Wir leben innerhalb von beschränkten Grenzen und ahnen es nicht einmal. Gerade in den Wechseljahren tauchen sehr viele bisher unbekannte körperliche Symptome auf, ihr Ursprung liegt jedoch mehr auf der Gemüts- und Geistesebene, zum Beispiel durch Angst vor Älterwerden, Verlust von Attraktivität oder der plötzlichen Leere im Haus durch den Auszug der Kinder.

Der menschliche Organismus besitzt die phänomenale Fähigkeit, sich selbst ständig zu erneuern und zu regenerieren. Jeder Mensch hat deshalb genug Energie für die erforderlichen körperlichen Vorgänge und Erneuerungsprozesse. Alle Geistes- und Gemützustände, alle Gedanken, Einstellungen, Überzeugungen, Glauben zeigen Wirkung und Entsprechung im Körper. Sie haben direkten Einfluss auf unseren Organismus, unsere Zellen, Drüsen, Organe, Muskeln. Sie sind in der Lage, den Körper und alles, was dazu gehört, zu schädigen, zu verletzen oder positiv zu beeinflussen.

Catherine Ponder beschreibt in ihrem Buch *Heilungsgeheimnisse der Jahrhunderte* zwölf menschliche Geisteskräfte, die in den verschiedenen Drüsen und Nervenzentren liegen. Lange Zeit vor Christus glaubten die Gelehrten an die zwölf »kosmischen Zentren«. Sie vermuteten, dass diese Energiekerne, wie sie Paracelsus benannte, ungeheure Kraft freisetzen können.

Heutige Wissenschaftler haben nachgewiesen, dass Gedanken Energie besitzen, die zum Positiven genauso wie zum Negativen eingesetzt werden kann. In der Krebsbehandlung gibt es Methoden, mit bestimmten positiven inneren Bildern zu arbeiten. Durch Gedankenkraft kann beispielsweise Blut dazu gebracht werden, hierhin oder dorthin zu fließen, auch Muskeln sprechen mit Ent- oder Anspannung auf gedankliche Vorstellungen an.

Wieder einmal sehen wir, wie lebenswichtig es ist, positive Gedanken und Selbstheilungskräfte anzuwenden, zu nutzen und für die Heilung einzusetzen. Durch gelenkte Aufmerksamkeit und bewusstes Bejahen beziehungsweise durch gezielte Affirmationen können Sie Ihre Geistes- und Selbstheilungskräfte direkt aktivieren.

Nachfolgend möchte ich Ihnen die einzelnen Geisteskräfte, wie sie von Catherine Ponder beschrieben wurden, vorstellen:

Die zwölf Geisteskräfte

- Die erste Geisteskraft ist der *Glaube*, er liegt im Zentrum des Gehirns bei der Epiphyse.

- Die *Stärke* liegt zwischen den Adrenalindrüsen und den Lenden im unteren Rücken.

- Die *Urteilskraft* liegt in der Magengrube beim Solarplexus.

- Die *Liebe* liegt in der Brust, nahe dem Herzen und der Thymusdrüse.

- *Macht* (oder *Kraft*) liegt an der Zungenwurzel nahe der Schilddrüse.

- Die *Vorstellung* oder *Imagination* liegt zwischen den Augen.

- Der *Verstand* oder unser *Verstehen* liegt in der Stirn, gerade über den Augen.

- Der *Wille* liegt hinter der Stirn, in der Mitte des Vorderhirns.
- Die *Ordnung* liegt hinter dem Nabel, auch Lydendrüse genannt.
- *Initiative, Wagemut* und *Begeisterung* liegen im Nacken, am Ende der Wirbelsäule.
- Die *Ausscheidung* liegt in den Nieren, unterer Rücken.
- *Leben* liegt in den Geschlechtsorganen.

Neben den genannten zwölf Geisteskräften existiert noch eine übergeordnete Geisteskraft, das »Sein« oder der »Christusgeist«, der auf dem Gehirnscheitel in der Krone des Kopfes liegt.

Die Lage der einzelnen Geisteskräfte beeinflusst die zugehörigen Organe in positiver oder negativer Art und Weise. So gesehen entsteht die Ursache von Krankheit weniger im Körper als vielmehr in Geist und Gemüt. Wenn wir uns beobachten, sind wir ständig in Gedanken, wir urteilen, haben Überzeugungen, Meinungen, Glaubenssätze. Wir sind weitaus mehr im geistigen und im Gefühlsbereich verhaftet. Im Geist, in unseren Gedanken, Gefühlen und im Gemüt entsteht Anspannung, Verkrampfung, Krankheit.

Wie gelingt es nun, die Heilkraft ins Fließen zu bringen und für uns einzusetzen? Unsere Energie fließt dorthin, wohin wir die Aufmerksamkeit lenken. Mit Affirmation, Bejahung, Konzentration und Gedankenkraft rufen wir die entsprechende Geisteskraft, die den betreffenden Körperteil energetisiert. Der Bereich im Körper, in dem Krankheitssymptome auftreten, ist meist ein Hinweis darauf, welche Geisteskraft nicht energetisiert oder destruktiv gebraucht worden ist.

Einer der ersten Schritte für eine dauerhafte Heilung ist die Reinigung des Geistes von negativen Gedanken, hässlichen Erinnerungen, altem Groll, Hass und Vorwürfen. Den Geist reinigen wir, indem wir negative Gedanken und Instanzen erkennen und fallen lassen und an ihre Stelle positive, wertschätzende Gedanken treten. Voraussetzung ist dabei, uns selbst und allen Menschen, die uns verletzt haben, zu vergeben.

Nehmen Sie einen positiven Kontakt zu den Geistes- und Selbstheilungskräften auf, indem Sie die einzelnen Kräfte bejahend, lobend und segnend ansprechen. Die Geisteskräfte reagieren darauf auf ihre eigene Art und Weise. Drängen oder Einfordern wird nicht die erwünschten Ergebnisse bringen. Anrufungen, Bejahungen und gelenkte Aufmerksamkeit können im Gebet, in Meditationen, stillen Minuten, aber auch im Alltag beim Autofahren, vor dem Computer und bei der Hausarbeit geschehen.

Die Geisteskräfte arbeiten zunächst, für uns wahrscheinlich nicht bemerkbar, im Unbewussten, sie werden inspiriert durch Gedanken und gelenkte Aufmerksamkeit. Ein physikalisches Gesetz besagt: Eine Kraft, die auf einen Punkt ausgeübt wird, wirkt zugleich an einem anderen Ort. Heilung beschränkt sich daher nie nur auf einen einzelnen Punkt, sie wirkt sich zentral auf den gesamten Körper aus. Innerer Frieden, Stille und Gelassenheit sind Symptome der Heilung.

Regelmäßige Übung und Anwendung werden allmählich einen Wandel in Geist, im Körper und in allen Dingen, mit denen man sich befasst, herbeiführen. Nutzen wir das Potenzial, werden wir uns nie mehr allein oder verzweifelt fühlen.

Bejahungen, Anrufungen und Affirmationen der einzelnen Geisteskräfte

GLAUBE: Glaube ist eine lebensspendende Kraft.

Ich glaube an Wunder und ich glaube, dass alles möglich ist! Ich glaube, dass die Wechseljahre Wachstum für mich bereithalten!

STÄRKE: Stärke bedeutet Ausdauer, Durchstehvermögen, die Fähigkeit, etwas zu vollbringen, zu leiten, Fachmann auf seinem Gebiet zu sein.

Ich werde von göttlicher Stärke getragen, mein Schicksal ist gütig, mein Joch ist sanft und meine Last ist leicht! Ich erkläre die Wechseljahre für gut!

BEURTEILUNG: Reinigung von aufgestauten Gefühlen, Urteilen und Selbstverurteilungen.

Ich vergebe dir voll und ganz und ich vergebe mir voll und ganz! Göttliche Gerechtigkeit wirkt in mir und stillt die Sehnsucht meiner Seele!

LIEBE: Viele chronische Krankheiten lösen sich auf, wenn wir Liebe und Vergebung walten lassen. Neue Gedanken bauen neue Zellen. Liebende Gedanken erzeugen heilkräftige, neue Zellen.

Liebevolle Gedanken formen mich selbst und alle, die an meinem Leben teilhaben. Liebe erfüllt mein Leben!

KRAFT (MACHT): Worte können Gesundheit oder Krankheit hervorrufen, weil sie auf das Kraftzentrum im Hals wirken und sich dann als Schwingungsenergie im ganzen Körper ausbreiten.

Ich bin und bleibe jung und vital, indem ich nur Positives ausspreche. Worte schaffen, was ich bestimme.

VORSTELLUNG: Die Vorstellung ist eine der stärksten Geisteskräfte und ihre Anwendung beeinflusst permanent Geist und Körper.

Ich stelle mir nur das Beste für mich und für andere vor. Mein Geist und mein Körper sind von Licht erhellt!

VERSTEHEN: Beim Entwickeln des intuitiven Verstehens müssen wir uns unabhängig von der Meinung anderer Leute machen. Wir hören auf die leise Stimme des inneren Wissens in uns.

Göttliche Weisheit ist in mir und ich erkenne meine Wahrheit!

WILLE: Verstehen und Wille sind Zwillingskräfte, die zusammenarbeiten, wobei das Verstehen den Willen leiten soll.

Gottes Wille für mich ist Gesundheit, Wohlstand und Glück. Dein Wille geschehe!

ORDNUNG: Ordnung bringt Ganzheit und Gleichgewicht in Geist, Körper und Gemüt.

In meinem Körper herrscht göttliche Harmonie. Ich danke der göttlichen Ordnung.

WAGEMUT UND BEGEISTERUNG: Wagemut und Begeisterung geben einem Menschen Strahlkraft, Glanz und Fülle.

Wagemut und Begeisterung inspirieren mein inneres Feuer!

AUSSCHEIDUNG: Geistige Entspannung und das Loslassen einer verkrampften Einstellung zu materiellem Besitz sind notwendig, um neue Gesundheit zu erlangen.

Ich vertraue und gebe negative und einschränkende Meinungen und Überzeugungen auf!

LEBEN: Wenn wir über Leben, Energie, Kraft und Stärke sprechen, veranlassen wir die Lebenssäfte, intensiv durch unser ganzes Wesen zu fließen. Vergessen Sie das Altwerden und beginnen Sie zu leben!

In mir pulsiert ewiges Leben. Meine Augen leuchten, meine Haut glüht und mein ganzer Körper erstrahlt in Jugend, Vitalität und Gesundheit!

Die beschriebenen Affirmationen sind Beispiele. Finden Sie Ihre eigenen Sätze für spezifische Situationen und Probleme.

Die Geisteskräfte wirken in uns, auch wenn das für Sie noch neu klingen mag. Sie wählen, ob Sie dieses Potenzial nutzen und Erfahrungen damit sammeln oder ob Sie ihm nicht trauen und es daher auch nicht versuchen. Dann bleibt alles, wie es immer war.

Menschen in der Lebensmitte haben meist erfahren, dass es mehr gibt zwischen Himmel und Erde als das, was zu sehen und zu fühlen ist, und dass längst noch nicht alles bekannt ist, was um sie herum ist und wirkt.

WEIßE PRACHT

Draußen vor und um den Glückshof liegt meterhoch der frisch gefallene Schnee. Alle Geräusche sind gedämpft, lautlos sinken die Flocken und verdichten die weiße Decke. Die Natur verliert sich im Winterschlaf, sammelt im Traum neue Kräfte für die Zeiten, in denen sie gebraucht werden. Eiszapfen von über einem Meter Länge hängen von der Dachrinne herab, ein gefrorenes Wunder der Schöpfung, das, wenn die Sonne scheint, in allen Farben erstrahlt und wie ein Prisma vergängliche Muster entstehen lässt.

Ich sitze auf dem cremefarbenen Sofa im »Roten Salon«, es ist mollig warm auf dem hellen Schaffell, und bedeckt mit einer dicken Wolldecke sind meine Schreibutensilien auf dem Schoß bereit.

Letztes Jahr hatte ich bei einem Schwedenbesuch das Haus der Schriftstellerin Selma Lagerlöf besichtigt und erfahren, dass sie oft im Liegen auf einem antiken, wunderschönen Ruhebett geschrieben hat. Damals erschien mir das extrem unbequem zu sein, heute kann ich mir das eher vorstellen. Das Ruhebett steht heute noch in diesem lang gezogenen, rechteckigen Raum, in dem ansonsten noch viele Bücher in Schränken und Regalen Platz gefunden haben. Vom Ruhebett aus hatte sie einen wunderschönen Blick auf die schwedische

Landschaft, die Apfelbäume im Garten, die Himbeerhecken, die ihn begrenzen. Der schwedische Einrichtungsstil in ihrem Haus hat mir gefallen, Großzügigkeit und Leichtigkeit gaben den Ton an. An die Küche kann ich mich noch sehr gut erinnern, rustikale Herde und Waschbecken mit glänzend gescheuertem Kochgeschirr aus Kupfer. An der Wand milchfarbene, quadratische Fliesen, da und dort angeschlagen, der Fußboden mit dunklen Brettern verlegt. Eine Landhausküche, so würde man sie heutzutage bezeichnen, mit Charme und Verheißung auf gesundes, nahrhaftes, liebevoll zubereitetes Essen.

Auch ich schreibe heute auf meinem Sofa. Vor mir liegt die Motherpiece-Tarotkarte, die ich heute Morgen, noch im Nachthemd, gezogen habe. Das Ass der Kelche, die spirituellste Karte der Kleinen Arkana.

Wenn ich zu Hause bin, ziehe ich jeden Morgen eine Tarotkarte, das ist mir schon seit vielen Jahren zur lieb gewonnenen Gewohnheit geworden. Die runden Motherpiece-Karten und auch das Buch von Vicki Noble sind ur-weiblich. Darin enthalten sind die symbolischen Weisheiten und mystischen Geheimnisse des Tarot aus einer sehr weiblichen Sicht, und ich freue mich jeden Morgen darauf, eine Karte zu wählen, und auf die Botschaft, die sie für mich enthält.

Der nächste Blick gilt dann meinem Mondkalender. Was sagt er zu den verschiedenen Gartentätigkeiten. Sollen sie heute getan oder unterlassen werden? In der Regel schließt sich dann das gemeinsame Frühstück mit meinem Mann an, das Füttern der fünf Stubentiger, Verrichten kleinerer häuslicher Arbeiten, die Meditation und dann die Vertiefung ins Schreiben.

Nun, auf dem Sofa, vor mir die weißen Blätter, wird Stille spürbar. Nun weiß ich auch, womit sich das nächste Kapitel beschäftigen wird, mit dem Glück der Gegenwart. Eckhart Tolle hat mich durch sein Buch *Jetzt* sehr berührt. Seine Gedanken zur Kraft der Gegenwart möchte ich mit Ihnen teilen. Spirituelle Lehrer aller Länder und aller Zeiten haben immer wieder auf das Glück der Gegenwart hingewiesen. Auch in der Bibel finden wir dazu viele Worte von Jesus. Oft aber sind die Botschaften symbolisch und so verschlüsselt, dass wir sie nicht verstehen. Deshalb sind spirituelle Lehrer und »Eingeweihte«, die ihre Bücher in einer leicht verständlichen Weise und bezogen auf die heutige Zeit schreiben, kostbar. Mit ihnen können wir das alte, weise Gedankengut im Alltag nutzen und anwenden.

DIE MACHT
DES AUGENBLICKS

Die zentrale Lehre aller spirituellen Meister und Gelehrten beinhaltet das bewusste Sein und Verbleiben in der Gegenwart. Der Mensch ist ausschließlich in der Gegenwart handlungsfähig, denn die Vergangenheit ist vorbei und die Zukunft ist nur Vorstellung und Wunsch. Speziell Frauen erliegen leicht der Versuchung, die Vergangenheit zu verklären. »Früher war alles besser«, »Meine Kindheit war sehr glücklich und behütet«, »Mein verstorbener Mann war der beste Mensch«, »Früher war ich immer sorglos und unbeschwert« – das sind alles schön verkleidete, einseitig beleuchtete Episoden, die nicht selten zu starr-trotzigen Lebenslügen mutieren.

Wer genauer hinschaut, muss vielleicht zugeben, dass die Kindheit doch nicht ganz so behütet war, weil Vater und Mutter berufstätig waren und man selbst den ganzen Tag in Krippen, Horten und Kindergärten verbracht hat. Man muss vielleicht zugeben, dass in der Pubertät der eine oder andere Gedanke an Selbstmord vorhanden war, man unter einer Essstörung gelitten oder Probleme mit Drogen hatte. Wenn man noch genauer recherchiert, erkennt man die schwarzen Löcher einer subtilen Traurigkeit, die Arbeitssucht der Mutter, den Alkoholismus des Ehemannes usw.

Wenn Sie ehrlich sind, dann war die Vergangenheit nicht immer eitel Sonnenschein, Freude und Sorglosigkeit. In Ihrer Erinnerung haben Sie die Probleme, Sorgen, Kummer und Schmerz nur herausgefiltert. Jede Lebenszeit hat ihre Hoch- und Tiefphasen, ihr Glück und Unglück. Vergangenes können Sie nicht zurückhaben, aber Sie können mit ihm im Einklang sein und es als etwas, das vorbei ist, lassen. Dafür gewinnen Sie jetzt in der Gegenwart alle Möglichkeiten für Handlung, Gestaltung und Aktion.

✳ ✳ ✳

Viele, wenn nicht die meisten Menschen, suchen Glück und Heil in der Welt, die sie umgibt. Sie sind am Haben interessiert und nicht so sehr am Sein. Sie häufen Besitztümer an, sind auf der Suche nach dem Traumpartner, streben nach Erfolg, Status und Macht.

Diese »Glücksspirale« wird zum Selbstläufer ohne Happyend, weil diese Art von Glück noch nie einem Menschen dauerhafte Freude, Seelenheil und Zufriedenheit geschenkt hat.

Die Beschäftigung mit äußeren Gütern und Schätzen verhilft, wenn überhaupt, nur zu kurzfristiger Erleichterung, Stolz und Genugtuung. Rasch ist der Rausch dieser »Glücksgefühle« verklungen, zurück bleiben Leere, Langeweile und Unzufriedenheit. Den wahren Schatz findet der Mensch in sich selbst. Dieser Schatz beinhaltet alle Fülle. Jeder Mensch besitzt die Fähigkeit, in sich den Schatz zu entdecken und in der Fülle zu leben. Das bedeutet den sprichwörtlichen »Himmel auf Erden«, denn der innere Schatz ist größer und zufriedenstellender als alles, was die banalen Äußerlichkeiten zu bieten haben.

Der menschliche Körper besteht nicht nur aus dem Sichtbaren: Knochen, Muskeln, Organen und Zellen. Es existiert noch ein innerer, feinstofflicher, unsichtbarer Körper, der für das menschliche Auge unsichtbar und verborgen ist. In ihm ist das Wesentliche, der heilige Raum, der die göttliche Quelle, die göttliche Essenz beherbergt. Der göttliche Kern, das Sein oder Höhere Selbst ist die Flamme des immerwährenden Lebens, die Unsterblichkeit. Die göttliche Essenz ist durch den Verstand nicht zu erfassen. Sie kann nur in der gedanklichen Stille erfahren werden, wenn die Gedanken innehalten und der Verstand stillsteht.

Bestimmt haben Sie selbst irgendwann eine Situation erlebt, in der Ihr Verstand stillgestanden ist, Ihre Gedanken ruhten. Sie können es jetzt, direkt an dieser Stelle ausprobieren. Konzentrieren Sie sich auf irgendeinen Gegenstand in Ihrer Nähe. Am besten eignet sich dazu eine Blume, eine Pflanze, etwas Natürliches. Bleiben Sie nun ganz intensiv bei der Betrachtung. Leeren Sie Ihren Kopf von Vorstellungen, Mutmaßungen, Bildern, Fragen und Bewertungen. Lassen Sie Ihren Verstand ruhen. Stille und Leere entstehen. Ein Raum öffnet sich, in dem Sie in Kontakt kommen können mit der göttlich-friedvollen Qualität eines erweiterten Bewusstseins. Die »Ausflüge« in diese andere Dimension sind in höchstem Maße erfrischend und stärkend für Seele, Geist und Körper. Sie sind vermehrt im Kontakt mit Ihrem wahren Selbst.

Auch bei einem plötzlichen Unfallgeschehen, bei Lebensgefahr, bei intensivem Schmerz, zum Beispiel bei der Geburt eines Kindes, aber auch im ekstatischen Rausch körperlicher Liebe stehen der Verstand und mit ihm die Gedanken still. Oder Sie stehen nach einer anstrengenden, schweißtreibenden Bergtour auf dem Gipfel. Sie erblicken die sonnenbestrahlten Bergspitzen um sich herum. Sie spüren die leichte

Brise, die Ihre Wangen streichelt. Sie sind wunschlos glücklich, Ihr Verstand ruht. In der gedanklichen Stille, in der Sie sich befinden, entsteht das Wunder der göttlichen Dimension und Ihre Verbindung zum Universum.

* * *

Der erbittertste Widersacher des inneren Friedens ist der egoverhaftete Verstand. Ego oder auch falsches Selbst besitzt mehr oder weniger jeder Mensch. Ein von seinem Ego dirigierter Mensch erlebt sich von Gott und allem anderen getrennt. Angst und Gedanken an Mangel, Probleme, Sorgen und Leid beherrschen ihn und seine Handlungen. Das Leben wird eingeschränkt und überschattet von Angst und Not.

Lassen Sie den Gedanken freien Lauf, so werden Sie bemerken, dass Sie wie Adler am Himmel ihre wiederkehrenden Kreise ziehen. Vom Vergangenen zum Zukünftigen und wieder zurück und das Stunde um Stunde, Tag für Tag und Jahr für Jahr.

Beobachten Sie Ihre Gedanken und Ihren Verstand, werden Sie mir zustimmen, Sie sind permanent entweder mit der Vergangenheit oder der Zukunft beschäftigt. Beides ist völlig umsonst und vergebens: Die Vergangenheit ist vorbei und kann nicht mehr verändert werden. Die Zukunft ist noch nicht da und kann wesentlich von dem abweichen, wie wir sie uns vorstellen. Unsere Zukunft malen wir uns nämlich anhand der Vergangenheitsfestplatte, wie sie sich in unserem Verstand eingeprägt hat, aus. Wir projizieren glückliche, positive Ereignisse und Bilder, die längst vorbei sind, in die Zukunft und träumen von Glück und Erlösung.

Wir sind nicht ohnmächtige Sklaven von Gedanken und Gefühlszuständen, wir sind machtvoller König und machtvolle Königin, Herrscher und Herrscherin über den Verstand. Hier gilt es, den Thron zu besteigen, das Szepter in die Hand zu nehmen, das Gedankenkarussell anzuhalten und die Stille wahrzunehmen, die entsteht, wenn das Denken aufhört. Die Stille öffnet den Zugang in eine höhere Bewusstseinsebene. Hier finden wir Kontakt mit dem, was aufscheint: eine neue Dimension von allumfassender wahrer Liebe, Schönheit, Freude und Frieden.

Der Verstand besteht aus unterschiedlichen Stimmen, die alles, was geschieht, unablässig kommentieren, bewerten, urteilen, bejahen, verneinen, vergleichen. Häufig wird solch ein Kommentator zum heftigen Feind, zum strengen Richter und zum unerbittlichen Gegner, der ständig kritisiert, bestraft und angreift. Auf diese Weise wird das Leben zum Martyrium und unzähliges Leid, Krankheit und Unglück können die Folge sein. Lebenskraft, Freude und Frieden scheint es für diese Menschen nicht zu geben. Die Stimmen des falschen Selbst sind unbarmherzig und führen ins Verderben. Nicht selten führt diese Verzweiflung zu Selbsttötung, Mord oder Totschlag.

Ego oder falsches Selbst entsteht aus der Summe der inneren Bilder, der persönlichen, kulturellen Basis, der Erlebnisse und Beziehungen in der Kindheit, Elternhaus, Schule, Lehrer, Jugend, Ausbildung usw. Im Verstand ist dadurch ein bestimmtes Konzept entstanden, wer und was man selbst ist. Allerdings ist dieses »Skript« fehlerhaft, unvollständig und spiegelt meist einseitig die negativen Merkmale wider, die aus Angst heraus entstanden sind. Das Konzept orientiert sich an Vergangenem, beeinflusst und behindert das freie Voranschreiten, das seelische und geistige Wachstum. Fatalerweise hindert es uns, ebenfalls wahre Liebe zu uns selbst und damit auch zu anderen zu entwickeln.

Die Tiefe im Leben entsteht in jener anderen Dimension, die unabhängig von Ihrem Verstand existiert. Hier finden Sie sich am Ziel Ihrer Träume, ständiges Wünschen und Wollen sind beendet und das ganz und gar unabhängig von Alter, Kultur, Rasse und Hautfarbe.

Der Lack der neuen Limousine mag in der Sonne funkeln, die Traumreise wundervoll und einmalig sein, die Designer-Couch aus echtem Leder und verstellbar sein, doch das Glück und die Zufriedenheit sind nur von kurzer Dauer. Nach geraumer Zeit entstehen Zweifel, und neue Wünsche wollen erfüllt werden. Natürlich ist die Erfüllung von Wünschen und Träumen berechtigt und auch bereichernd. Es ist jedoch wichtig zu sehen, dass sie uns nur kurz befriedigen und erfreuen und kein Ersatz sind für das, was wir uns wirklich wünschen.

Dass der Verstand nicht nur Gedanken, Meinungen und Einstellungen produziert, sondern auch Gefühle und Verhaltensmuster, haben wir bereits angesprochen. Auch Emotionen können erkannt und beobachtet werden. Mit dem falschen Selbst treten nicht nur Gedanken, sondern auch schmerzhafte Gefühle der Verlassenheit, Leere, Angst, Minderwertigkeit und Unvollkommenheit auf.

Bleiben Sie auch hier in der Distanz des Beobachtenden. Nehmen Sie Ihre Gefühle ohne Wertung, Abwehr oder Verleugnung wahr. Vielleicht gelingt Ihnen dieses Beobachten sogar mit einem gewissen Humor und Mitgefühl. Zwei gute Voraussetzungen, sich von dem, was sich zeigt, nicht überfluten zu lassen und in der etwas neugierigen, distanzierten Rolle des Betrachters zu bleiben.

Ihr Ego und seine Tricks werden Ihnen immer vertrauter, sind immer leichter zu durchschauen. Sind Sie gleichzeitig mit Ihrer göttlichen Quelle verbunden, haben Sie die Kraft, schwierige Situationen zu meistern. Entscheiden Sie sich dabei immer für die Gegenwart, dem Hier und Jetzt. Da die Vergangenheit unwiederbringlich vorbei ist, wählen Sie neue Gedanken und damit auch neue Emotionen.

Die größte Kraft zur Verwandlung liegt in der Zustimmung. Das ist auch mit der eigenen Herkunft so. Stimmen Sie Ihrer Abstammung, Ihrer Herkunft und Ihrer Familie voll und ganz zu, was auch immer gewesen sein mag, dann haben Sie die maximale Kraft für Ihr Leben zur Verfügung. Mit der Zustimmung zu dem, was ist, liegt Ihnen die ganze Bandbreite der Lösungsmöglichkeiten und Handlungsspielräume vor. Das gibt Ihnen ein Gefühl von innerer Unabhängigkeit und persönlicher Macht äußeren Bedingungen gegenüber, von einem Zustand innerer Freiheit und zugleich intensiver Verbundenheit mit den Menschen Ihrer Sippe, Ihres Freundes- und Bekanntenkreises.

Hingabe und Zustimmung zu allem, was ist und geschieht, ist nicht zu verwechseln mit stumpfem Fatalismus, der aus einem unbewussten Geist entspringt. Hingabe und Zustimmung werden vom Einzelnen bewusst gewählt. Es ist eine aktive, oftmals mutige Handlung und bringt eine andere Qualität ins Leben als passives Geschehenlassen und tatenloses Zuschauen. Wählen ist eine bewusste Aktivität, wählen ist Eigen-Macht.

Das Leben hält viele Lektionen, Aufgaben und Prüfungen bereit. Werden Sie positiv bewertet und mit liebevollem Blick bedacht, wenden Sie sich wie gute Bekannte dem eigenen Leben zu. Je lernfähiger wir sind, desto mehr können wir mit ihnen wachsen. Der Lebensstrom trägt und begleitet Sie, wenn Sie ihm Gelegenheit dazu geben und Sie sich nicht widerständig am Ufergestrüpp festhalten. Verhalten Sie sich wie die biegsamen Gräser im Wind, denn nichts kann Sie je wirklich beeinträchtigen, verletzen oder schädigen. Richten Sie sich nach dem Sturm in Schönheit, Würde und stärker als zuvor wieder auf.

Sie sind aufgefordert, Ihr Ego und Ihre wahre Natur auseinander zu halten. Dazu müssen Sie ein humorvoller, toleranter Beobachter und Hüter Ihres Verstandes werden. Das bedeutet eine Lebensaufgabe, denn das falsche Konzept braucht Energie und versucht immer dann, wenn Sie mit Ihrer Aufmerksamkeit nachlassen, wieder die Oberhand zu gewinnen.

Schöpfen Sie Ihr Selbstgefühl aus der göttlichen Quelle, das ist der erste Schritt zum Frieden, nicht nur für Sie selbst, auch für alle und alles, was Sie umgibt, sei es der Partner, die Kinder, die Eltern, Freunde und Kollegen, die ganze Welt, in der Sie leben.

Mit der klaren Gewissheit, die göttliche Quelle in sich zu tragen, können Sie die volle Dimension Ihres Lebens erst erfassen. Sie sind berechtigt, alles zu tun, was Sie möchten, jeglicher Berufung, jeglicher Kreativität nachzugehen, solange es anderen nicht schadet. Denn alle anderen sind genauso wie Sie Töchter und Söhne Gottes.

Je stärker das Ego, desto größer die Angst und die Abwehr. »Macht über« ist nichts anderes als ein starkes und ungezähmtes Ego. In Wahrheit also Angst und Schwäche, die sich als Kraft und Stärke getarnt haben.

Kurz vor dem physischen Tod erhalten wir noch einmal die Chance, unser Ego zu erkennen. Im Anblick des Todes können wir das Wesentliche vom Unwesentlichen meist klar unterscheiden: Illusionen, Träume, Pläne, Besitz, Status, Religion, Rasse usw. erweisen sich in diesem Moment als nicht relevant.

Das Geheimnis des Lebens ist: Stirb, um zu leben. Stirb und werde – eine alte Weisheit, die uns nicht unbekannt ist.

Mit der Bewusstwerdung der alten Lehren hat es jeder Mensch in der Hand, daraus zu schöpfen, es für sich und sein Leben anzuwenden und zu nutzen. Denn das bedeutet das Eigentliche, das im Menschsein auch Pflicht ist. Alles andere ist unwichtiges Beiwerk, oft schön, manchmal auch glückvoll, doch letztendlich vergebens und unwesentlich.

Jedem Menschen obliegt die Verantwortung für sein Leben, für sein Tun und für sein Lassen. Mit der alten Weisheit, die alle in sich aktivieren können, steht ein mächtiges Potenzial für ein sinnvolles Erdenleben zur Verfügung.

Doch nicht nur alte Weisheiten sind im Körper gespeichert, auch kollektive schmerzhafte Erfahrungen sind neben den individuellen leidvollen in den Körperzellen abrufbar. Erfahrungen von Macht, Ohnmacht, Gewalt, Unterdrückung, Verfolgung, Folter und Tod sind im Körper lebendig und kommen oft in Körpertherapien, in Beziehungen zu Männern und Autoritäten, in der Sexualität und anderen Situationen an die Oberfläche.

Speziell im weiblichen Körper sind diese Erfahrungen von Macht über Jahrhunderte, möglicherweise Jahrtausende gespeichert. Frauen fühlen sich deshalb auch heute noch oft grundlos ausgeliefert und bedroht, vor allem von männlicher Präsenz. Da zeigt sich ein instinktives Gefühl von Wehrlosigkeit und Unterlegenheit, das zu der aktuellen Situation gar nicht passen mag und zu Unrecht den ahnungslosen Partner, Sohn, Bruder, Freund oder Kollegen treffen kann.

In einer Familie, in der zum Beispiel eine Urgroßmutter im Kindbett gestorben ist, wird häufig der Urgroßvater als schuldig angesehen, denn aufgrund seiner »Triebe« fand die Frau – und meist auch das Kind – den Tod. Natürlich stimmt das so nicht. Bei der Eheschließung und dem körperlichen

Vollzug der Liebe stellen sich beide, Mann und Frau, dem vollen Risiko, das aus diesem Vollzug entstehen kann, zum Beispiel ein behindertes oder ein tot geborenes Kind zu gebären oder Krankheit und Tod der Frau.

Mann und Frau sind einander ebenbürtig, und Geschichten über triebhafte Ehemänner und keusch-verklemmte Ehefrauen gehören eher in das Reich der Märchen. Auch wenn die Risiken in alter Zeit wesentlich höher waren, entstehen auch heute noch trotz moderner Apparate und Hightechmedizin immer wieder lebensgefährliche Situationen für Mütter und Kinder.

Die Schuld, die der Urgroßvater von denen zugeschoben bekommt, die nicht dabei waren, kann sich in den Familien festsetzen. Oft haben noch die weiblichen Enkel, Ur-Enkel und Ur-Ur-Enkel irgendwie Angst vor Sexualität, schauen auf Männer herab und verachten sie im Innersten.

Lösungen aus diesen Mechanismen kollektiver Angst, Ohnmacht, Unterlegenheit und Hilflosigkeit geschehen dann, wenn das, was vergangen ist, dort gelassen wird, wo es hingehört, in diese Zeit und zu diesen Menschen, die es angeht. Wenn alles, was je geschehen ist, ohne Urteil angenommen und dem achtungsvoll zugestimmt wird, was immer auch war, dann ist man selbst frei von Altlasten, Bürde und Schmerz. Dann können wir in der Gegenwart leben und die Welt mit neuen Augen anschauen und wahrnehmen, ohne dass der Schleier der Vergangenheit den Blick trübt.

Urteilen wir über die Vergangenheit und meinen, dies und jenes falsch gemacht zu haben, kann das zu starken Schuldgefühlen führen, die wiederum massive Energieblockaden entstehen lassen können. Solche Schuldgefühle und Energieblockaden verursachen häufig Schulter- und Rückenschmerzen, und auch eine gebeugte Körperhaltung drückt das sinnlose

Herumschleppen von Altlasten aus, die mit anderen Gedanken und Sichtweisen gar nicht vorhanden wären.

Jetzt, wo wir uns in der Lebensmitte befinden, sollten wir spätestens damit aufhören, uns selbst, unsere Vergangenheit und die von anderen zu beurteilen. Und wir sollten damit aufhören, unseren Körper als etwas von uns Getrenntes zu erleben und ihn permanent mit kritischen Blicken »von außen« zu betrachten. Nur wenige Menschen und noch weniger Frauen lieben ihren Körper als das, was er tatsächlich ist: Heimat und Tempel der Seele, des Seins, des höheren Selbst, der Summe all dessen, was uns ausmacht, uns einmalig, unverwechselbar und unwiederbringlich macht.

Meist nehmen wir ausschließlich die äußere Erscheinung unseres Körpers wahr. Genügt Größe, Form, Gewicht dem momentan geltenden Schönheitsideal oder muss der Körper verändert und nachgebessert werden mit Diäten, Fastenkuren, exzessivem Sport und Schönheitsoperationen?

Unseren Selbstwert beziehen wir dann aus unserem körperlichen Aussehen. Ist dies besonders bei uns Frauen der Fall, dann ist's verständlich, dass die Angst vor dem Älterwerden, dem Welken, dem Verlust der körperlichen Attraktivität groß ist. Männer beziehen ihren Selbstwert eher über ihren Kontostand, Macht und Status. Doch auch hier ändert sich zur Zeit einiges. Männer sind auf dem besten Weg, sich kritiklos einem hohlen Schönheitskult zu unterwerfen.

Der äußere Körper – Muskeln, Knochen, Organe und Zellen – ist den Gesetzen der Zeit ausgeliefert und altert. Der innere Körper – Seele, Höheres Selbst, Quelle und Essenz – bleibt immer jung und voller Lebenskraft. Wenn es uns gelingt, immer mehr, immer länger und inniger im Kontakt mit dem wahren Selbst zu sein, dann regenerieren sich die Körperzellen, Blockaden lösen sich auf, der Blutstrom zirkuliert ungehindert und der äußere Körper fühlt sich frischer, kräftiger und vitaler an. Das Immunsystem profitiert ebenfalls von der Aufmerksamkeit, die dem Körper zuteil wird, und erfährt dadurch Stärkung und Widerstandsfähigkeit.

Kontakt mit dem inneren Körper zu haben bedeutet, im Körper zu Hause zu sein, ihn zu bewohnen, quasi von innen aus dem Körper herauszuschauen. Körperliche Vorgänge wie atmen, essen, trinken, verdauen, ausscheiden werden bewusst wahrgenommen. Auf diese Weise werden wir auch wachsamer, was dem Körper schadet und was ihm gut tut. Zigaretten sind dann genauso wie Drogen, Fastfood und Alkohol in ungesunden Mengen kein Thema mehr. Lieblose Sexualität wird sich ebenso verlieren wie lebensgefährliche Sportarten und Piercing.

Der Körper und sein Bedürfnis nach Schlaf, Entspannung, frischer Luft, natürlichen Lebensmitteln, um nur einiges zu nennen, ist uns wichtig. Wir handeln dementsprechend und erreichen dadurch eine bessere und tiefere Lebensqualität. Farben, Gerüche und Schönheit intensivieren sich, innere Zufriedenheit kann entstehen.

Schalten Sie die permanenten Stimmen Ihres inneren Radiogerätes bewusst aus und genießen Sie die Stille, die dadurch entsteht. Tun Sie das so oft wie möglich und Sie werden feststellen, dass Ihnen hiermit jederzeit ein Mittel zu sofortiger, beglückender Regeneration zur Verfügung steht. Und nicht nur das, wenn Sie sich in der Natur aufhalten oder das Radio schweigt, können Sie die Schöpferkraft in Bäumen, Blumen, Blüten und allem, was Sie umgibt, erkennen. Sie korrespondiert wie ein Echo mit Ihrem eigenen, heiligen Wesen. Sie erfahren sich als zugehörig zum Universum, und Depression, Leere und Einsamkeit und Verzweiflung sind vorbei.

FINDEN, WAS NÄHRT

Ein ganzer Industriezweig will uns mit so genannten Wellnessprodukten, Wellness-Oasen, Hotels oder Studios das »Abschalten« ermöglichen und erleichtern. Doch wirklich »abschalten« können wir überall, zu jeder Zeit und kostenlos. Ein jeder Gedankenstopp, eine jede Verstandeslücke erzeugt geistige Regeneration und Frische, die sich bis in die kleinste körperliche Zelle ausdehnt. Diese Lücken, dieses Nichtdenken ist abhängig von unserem Willen, von unserer Entscheidung, und wir benötigen nichts anderes dazu.

Uns steht jederzeit das zur freien Verfügung, was wir für unser Leben benötigen, so einfach ist das. Es braucht nur die willentliche Entscheidung, das innere Radio immer wieder abzuschalten, die Stimmen zum Schweigen zu bringen, die Stille zu genießen und später auf einen anderen Sender umzuschalten, die »Herzfrequenz« mit ausschließlich selbst gewählten, positiven und liebevollen Gedanken.

Das Heil für unsere Seele, für unser Höheres Selbst, finden wir im Innern unseres Körpers. Dort ist der Ort, wo wir unsere Verbundenheit mit Gott und allem, was ist, fühlen können, dort ist Friede, Freude und Unsterblichkeit.

Träume, Wünsche und Pläne zu verwirklichen ist wichtig, doch wir dürfen sie nicht zum Selbstzweck, zur Sucht werden lassen. Es ist ein Unterschied, ob das sündhaft teure rote Designer-Kostüm ein Traum ist, der sich lohnt, oder nur eine Farce, um das Ego zu verwöhnen, um sich besser zu fühlen. Das Ego zu streicheln hat seine Berechtigung, trotzdem ist es notwendig, sich selber auf die Schliche zu kommen und sich über die eigenen Motive und Beweggründe bewusst zu werden. Jeder Mensch hat Träume, Sehnsüchte und Wünsche. Diese sollten wir nicht vor uns herschieben nach dem Motto: Wenn ich erst mal verheiratet bin, Kinder habe, das Haus abgezahlt ist, genügend Geld besitze, in Rente bin ... dann! Doch was ist dann? Bis dahin sind wir vielleicht geschieden, die Kinder sind nicht so, wie wir sie gerne hätten. Und wann glauben wir, dass genug Geld da ist? Wenn wir in unserem Leben nicht gelernt haben zu genießen, eigene Wünsche und Bedürfnisse zu erfüllen, lernen wir es im Rentenalter nicht mehr. Zu lang aufgeschobene Träume und Wünsche zerbröseln im Alltag zu Staub, werden schal und abgestanden.

Der Satz »Dafür habe ich keine Zeit« ist meist nur Synonym für fehlendes Interesse. Bei manchen Menschen wird dieser Satz allerdings zum immer wiederkehrenden Mantra und sie glauben voll Überzeugung und Inbrunst selbst daran. Aufgeschobene Träume und Pläne, die zu spät oder gar nicht in die Tat umgesetzt werden, haben die Tendenz, Züge der Bitterkeit und der Enttäuschung in den Gesichtszügen zu hinterlassen.

Zufriedene Menschen trifft man in unserer Gesellschaft und Lebensform immer seltener. Es ist offenbar schwer, bei dem vorhandenen Überangebot und der laufenden Überproduktion Unnützes zu erkennen und ihm zu widerstehen. Aber auch wenn wir uns noch so viele Wünsche und Träume erfüllen, wahrlich zufrieden werden wir im Kontakt mit der göttlichen Quelle. Aus ihr zu schöpfen und genährt zu werden, bedeutet dauerhafte Zufriedenheit und Freude.

Wenn sich Menschen selbst und gegenseitig mit liebenden Augen anschauen, werden Alter, modische Trends und Extravaganzen unwichtig und uninteressant. Auch Status, Beruf und Besitz treten in den Hintergrund, denn liebevolle Blicke und Herzen sehen tiefer, fühlen die Verbindung mit allem und den Trost, der darin liegt.

Vielleicht ist jetzt der richtige Zeitpunkt gekommen, unser Ego, das uns von allem abtrennt, aufzugeben. Wir brauchen es nicht, denn es hindert uns nur am Menschsein. Immer, wenn das Ego Macht erhält, drohen Konflikt, Streit, Scheidung, Auseinandersetzung und Krieg. Das Große wird klein, Würde wird verloren, Liebe wird zur Angst, Glauben zur Forderung und Leben wird zu Kummer, Bitternis, Gefühllosigkeit und Verschlossenheit.

Je schwächer und machtloser ein Ego ist, desto mehr Mitmenschlichkeit, Kontaktfreudigkeit, wertfreies Annehmen und freudiges Geben werden wir erfahren. Erst das Nichtwollen und Nichtfordern ermöglicht es, Geschenke und Wunder zu erhalten und als solche wahrzunehmen.

Das Tor zum heiligen Raum, der Dimension des wahren Selbst, öffnet sich immer dann, wenn der Verstand schweigt und die Gedanken stillstehen. Das geschieht immer im gegenwärtigen Augenblick, nicht nachher und nicht vorher.

✳ ✳ ✳

Nun sitze ich wieder eingehüllt in Schaf-Fell und Decke im »Roten Salon«. Es ist kalt geworden und vermutlich bekommen wir im Allgäu bald Schnee.

Doch wächst mit jedem neuen Tag die Hoffnung auf den Frühling, auf wärmende Sonne und aufbrechende Knospen. Die Tage werden seit Lichtmess spürbar länger, bald verliert der Winter an Kraft, ein paar kurze Intermezzi sind ihm noch erlaubt, doch eine Rückkehr ist unerwünscht.

Sollen die Berggeister, Wurzelmanderl, Perchten und Trolle den Winter austreiben, ich hab nichts dagegen. Frühling und Sommer gehören mein Herz und meine Freude. Die lauen Lüfte, der Blüten- und Gräserduft, das sich immer aufs Neue wiederholende Wunder vom Aufleben der Natur beflügeln meinen Geist und meine Seele. Väterchen Frost lasse ich über mich ergehen und bin froh, wenn er dem Frühling weicht.

Winter und Stillstand sind überwunden, der Frühlingswind führt die Kraft der Verwandlung zu prachtvollem Aufblühen und verschwenderischem Wachstum mit sich.

ANGST

Seit Wochen hat die Existenzangst von mir Besitz ergriffen. Im Nacken sitzt sie und beugt mich hinunter zu kleinkrämerischen Gedanken und Handlungen. Sorgenvoll schaue ich in eine düstere Zukunft und in der Zeitung erregen nur negative Schlagzeilen mein Interesse.

In letzter Zeit kamen einige Klienten, die mit dem Thema Geld Schwierigkeiten hatten, die sich vor dem drohenden Konkurs befanden oder keine Aufträge hatten. Wie innen, so außen! Mit meinen Existenzängsten – innen – habe ich auch Menschen – im Außen – mit derselben Problematik angezogen.

Seit ich selbstständig bin, habe ich immer wieder solche Phasen der Angst, mal mehr, mal weniger. Sie liegt auf der Lauer, die Angst. Wenn etwas nicht so läuft, wie ich es mir vorstelle, tritt sie hervor und übernimmt das Kommando. Oft merke ich es gar nicht, wie meine Gedanken immer mehr in eine gewisse Richtung tendieren, sich immer mehr einengen.

Meistens leidet zuerst mein Ehemann darunter, wenn ich seine Vorschläge ablehne, essen zu gehen, ein Konzert zu besuchen oder eine Reise zu machen, weil ich mir das nicht leisten kann und es mir lieb wäre, wenn er sich das auch nicht leisten würde. Die Existenzangst erstreckt sich dann nicht nur auf mich, sie dehnt sich auch noch auf meinen Mann aus. In diesen Tagen und Wochen schaue ich dementsprechend aus. Mein Gesicht ist blass, als sei ich krank, die Haare kennen keine Fasson, ich ertappe mich immer wieder dabei, die Zähne zusammenzubeißen. In den Augen fehlt der Glanz und nichts macht so recht Freude. Auch das Lachen verflüchtigt sich. Mein Körper ist völlig zusammengezogen, die Muskeln sind verhärtet. So will ich nicht sein!!! Doch wie komme ich da wieder raus? Am besten fühle ich mich in solchen Momenten draußen in der Natur. Ich setze mich ins Medizinrad (ein heiliger Steinkreis aus der indianischen Kultur) und meditiere. Die Angst geht dann schnell weg, ich fühle mich leicht und frei. Sobald ich wieder im Haus bin, mit der Alltagsroutine beschäftigt, nicht auf meinen Verstand achtend, kommen die Gedanken der Angst zurück. Also mache ich eine Übung. Ich schau der Angst voll ins Gesicht und lasse sie sich richtig zeigen.

Aus was besteht Angst eigentlich? Körperlich spüre ich, dass ich nicht voll durchatmen kann, spüre eine Anspannung im Nacken, verkniffene Gesichtsmuskeln, einen verspannten Bauch, Zähneknirschen. Die inneren Radiomoderatoren meines Verstandes sind permanent am Beurteilen und überschlagen sich fast mit Sätzen wie:

• Du darfst dein Geld nicht so leicht verdienen.
• Du musst dich viel mehr anstrengen.
• Ohne Fleiß kein Preis.
• Andere können sich das erlauben, du nicht.

Ich höre diesen Stimmen ganz bewusst zu. Das sind Sätze aus meiner Kindheit, aus der Schule, von meinen Eltern, Lehrern und anderen Erziehungsberechtigten. Diese Sätze sind mittlerweile uralt, dennoch haben sie Macht über mich. Im Moment, beim bewussten »Zuhören«, kann ich über sie lachen, denn sie treffen keinerlei Wahrheit. Den Satz »Im Schweiße deines Angesichts ...« haben Menschen vor langer Zeit Gott zugeschrieben. Allein ich glaube nicht mehr an den Gott mit den »menschlichen Eigenschaften«. Ich kann die Worte getrost vergessen, allerdings ist das leichter gesagt als getan!

Angst hat viele Namen und viele Gesichter. Wird sie als gute Bekannte, als Freundin angenommen und begrüßt, dann wird nichts Großes daraus. Die Angst annehmen, ja sie sogar zu lieben, ist die heilendste und lösendste Art, mit ihr umzugehen. Wird sie angenommen, verflüchtigt sie sich meistens und löst sich auf.

Vielleicht müssen Sie und ich Angst immer und immer wieder anerkennen und lieben, vielleicht viele tausend Mal. Sie kann jederzeit aktiviert werden, wenn Probleme und Schwierigkeiten auftauchen, neue, größere Wachstums- und Entwicklungsschritte anstehen.

Ängste sind oft so gewaltig, dass nur noch Liebe und Mitgefühl helfen. Nehmen Sie hier Ihre Beobachterrolle ein und unterscheiden Sie zwischen sich und der Angst. Angst ist ein Gefühl, das zu Ihrem fehlerhaften Konzept gehört und mit Ihrem wahren Selbst nichts zu tun hat. Liebe ist größer als Angst. Wo Liebe wirkt, hat Angst keine Chance! Lieben Sie sich, gerade weil Sie Angst empfinden. Lassen Sie so viel Liebe wie möglich fließen, weil Sie nicht erfolgreicher, schöner, dünner, jünger und und und sind! Es kann vorkommen, dass die Angst, die Ablehnung und die Missbilligung übermächtig sind. Kapitulieren Sie nicht vor der Größe und dem Ausmaß Ihrer Angst, das sind nicht Sie. In diesem Fall müssen Sie Ihr Quantum an Liebeskraft verdoppeln und verdreifachen.

Bleiben Sie bei sich, nehmen Sie sich ernst. Sie werden erleben, dass Sie ruhig, getröstet, geborgen und getragen von der Verbundenheit mit dem Göttlichen sind. Der innere Raum in der Nähe Ihres Herzens ist gefüllt mit Wärme. Sie spüren Frieden und die Kraft Ihres Lebens, die Sie trägt. Sie fühlen die Verbundenheit mit der unermesslich weiten Ebene des »All-Einen«, die Leichtigkeit und Sorglosigkeit des Seins.

DIE EIGENE VISION FINDEN

Schauen Sie sich Ihr Leben an:
- Sind Sie einverstanden mit dem, was Sie sehen?
- Sind Sie im Wesentlichen zufrieden oder fehlt etwas Wichtiges?
- Haben Sie Ihre Berufung gefunden?
- Haben Sie Ihre innigsten Träume und Wünsche verwirklicht?
- Wissen Sie, wer Sie sind und wer nicht?
- Kennen Sie Ihre persönlichen Gaben, Talente, die nur Sie besitzen, unverwechselbar und einmalig?
- Erleben Sie Begeisterung, Zufriedenheit und Freude in Ihrem Leben?

Stellen Sie sich diese Fragen bewusst und beantworten Sie sie ehrlich. Finden Sie den Sinn Ihres Lebens heraus. Hören Sie dabei auf die Wahrheit, die aus Ihrem Innern emporsteigt. In Ihnen existiert der heilige Raum mit seiner universellen Wahrheit und Weisheit. Lauschen Sie Ihrer inneren Stimme. Allerdings müssen Sie zuvor das innere Radio ausschalten und auf die »Herzfrequenz« umschalten, denn nur aus ihr steigt Wahrheit herauf.

Nehmen Sie sich Zeit, vielleicht bitten Sie die Engel um Hilfe. Vertiefen Sie sich in den heiligen Raum nahe Ihres Herzens, stellen Sie die nachfolgenden Fragen oder ähnliche, für Sie gültige:

- Was begeistert mich?
- Was ist meine Berufung, mein Beruf?
- Was verschafft mir Zufriedenheit, Sinn und Freude in meinem Leben?
- Was für ein Mensch bin ich? Was für Spuren möchte ich hinterlassen?
- Was ist mein unverwechselbarer Beitrag zum Großen und Ganzen?

Werden Sie nun ganz still und empfangen Sie die inneren Botschaften. Es können Worte sein, Sätze, Einsichten, oder es tauchen Bilder auf. Das kann auch zeitverzögert geschehen. Bleiben Sie auch danach noch aufmerksam. Falls sich nichts zeigt, kein Bild, kein Wort erscheint, dann haben Sie sich vielleicht nicht wirklich tief genug eingelassen. Überprüfen Sie Ihre Geisteshaltung, eventuell haben Sie sich nicht ausreichend Zeit gegeben. Sie können diese Übung so oft Sie wollen wiederholen.

Wenn Sie Ihr Leben ändern wollen, wann, wenn nicht jetzt, auf der Höhe Ihrer Kraft und Macht. Jetzt ist die Zeit, die Weichen für die zweite Lebenshälfte zu stellen. Jetzt heißt es, mit Wagemut und Begeisterung einen Schritt auf dem neuen Weg zu wagen. Lassen Sie Altes und Überkommenes mutig los und tauchen Sie kopfüber in die Wasserstrudel des Lebensflusses. Schwimmen Sie von alten Stränden zu neuen Ufern. Lassen Sie sich von den vorbeiziehenden Landschaften inspirieren. Dabei bedeutet der erste Schritt für jeden Menschen etwas Unterschiedliches:

- Manchmal ist es nur ein klares »Nein«, um sich von den Forderungen anderer abzugrenzen.
- Manchmal ist es ein klares »Ja« für die richtige Beziehung, die richtige Arbeit, den richtigen Weg.
- Manchmal ist es die Rückgabe von Kummer und Leid, die man mitgetragen hat von den Menschen aus der Herkunftsfamilie.
- Manchmal heißt es, etwas »Verrücktes«, »Unerlaubtes« oder gar »Verbotenes« zu tun.
- Manchmal geht es darum, sich selbst etwas zu erlauben, sich selbst mehr zu mögen.
- Manchmal ist es Zeit, sich selbst rundherum zu erneuern, neu zu erfinden, zu definieren, die eigene Vergangenheit zu vergessen.
- Manchmal geht es darum, nicht mehr zu funktionieren.

Die Schritte sind für jeden unterschiedlich, doch in einem gleichen sie sich: Man kann sie nur selbst tun. Was auch immer Sie zurückhalten mag: Sie sind die einzige Person, die den ersten Schritt tun kann. In der Lebensmitte ist es Zeit zu prüfen, zu reflektieren und gegebenenfalls Dinge zu verändern.

Wer mit achtundvierzig Jahren an die Rente denkt, die restliche Arbeitszeit »absitzen« will, der kann nicht in seiner Kraft sein. Diejenige hat sich innerlich schon zur Ruhe gesetzt und lässt ihr Leben an sich vorbeirauschen. Die Lebendigkeit und Schönheit der Gegenwart kann so nicht erkannt werden, sind doch alle Gedanken, alles Hoffen und Sehnen in die Zukunft gerichtet. Doch das ist ein Trugschluss. Rente ist kein paradiesischer Zustand, wenn man sie nur als Zeit anschaut, in der man von der Arbeit befreit ist. »In Rente gehen« ist nicht leicht, viele Menschen werden genau zu diesem Zeitpunkt krank oder sterben. Eine Vision ist deshalb wichtig, um die Arbeit, mit der man Geld verdient, so zu verändern, dass sie gerne geleistet wird, dass sie Spaß macht und dass sie erfüllt.

Wenn die Arbeit Spaß macht und interessant ist, wer denkt da an Rente? Eine ungeliebte Arbeit, wo es einem jeden Morgen graut aufzustehen, kann und darf verändert werden, auch in der heutigen Zeit, auch wenn die Arbeitslosenzahl auf über vier Millionen angestiegen ist und Wirtschaftskrisen, Bankrott und Pleiten die täglichen Schlagzeilen stellen. Wer hier nicht wagt, bleibt sitzen, verharrt und opfert kostbare Lebensjahre. Aus Angst wird an etwas festgehalten, was ganz offensichtlich das Falsche ist.

Die Zeiten sind und waren immer schwer, es kostet Mut und es ist meistens ein Sprung ins kalte Wasser, der eigenen Vision zu folgen. Für ein sinnvolles, zufriedenstellendes Leben sind wir trotzdem aufgefordert, diese Courage aufzubringen. Ist ein Mensch von seiner Arbeit erfüllt und zufrieden, unterscheidet er nicht mehr zwischen Arbeitszeit und Freizeit, das geht dann ineinander über und beides ist sinnvoll und gut.

Oft ist »nur« eine andere Einstellung, eine andere geistige Haltung gegenüber der Arbeit wichtig. Wenn Sie den Sinn Ihrer Arbeit erkennen, ihn und sich selber würdigen, auch die Kollegen und die Vorgesetzten, auch die Dienstleistung oder die Produkte, die hergestellt werden, wertschätzen können, wird das wesentlich dazu beitragen, eine positive Einstellung zu Ihrer Tätigkeit zu gewinnen.

In einer ungeliebten Arbeit stecken zu bleiben, mit Kollegen und Chefs, die man jedes Mal abwertet oder bekämpft, sobald man ihnen begegnet, ist tragisch und fällt auf einen selbst zurück. Solche Arbeitsplätze machen körperlich, seelisch und geistig krank. Hier stagniert jegliches Wachstum, jede Lebensfreude erstickt im Keim und das Leben wird grau und eintönig. Vielfache Kompensationen sind notwendig. Wer an einem ungeliebten Arbeitsplatz verharrt, muss mindestens zwei- bis dreimal in Urlaub fahren, braucht teure Hobbys, teure Kleidung und immer wieder »Belohnungen«, weil man es ja so schwer hat und weil es anders nicht auszuhalten ist.

Viele Menschen sehnen sich nach Zufriedenheit und sind doch meilenweit davon entfernt. Durch Äußerlichkeiten und durch alles, was man erwerben kann, wird kein Mensch tiefe Befriedigung erlangen. Die eigene Berufung finden, die eigene Vision verwirklichen, eine sinnvolle Tätigkeit ausüben, im Kontakt mit dem Höheren Selbst, der göttlichen Quelle zu sein, schafft dauerhafte Freude und Zufriedenheit.

LICHTBLICK

Frauen in den Wechseljahren stehen in der Mitte des Lebens. Die erste Hälfte ist vorbei und gelebt. Für die zweite Hälfte benötigt jede von uns ein neues Konzept, weil es um unbekannte Jahre geht, die wir alle so glücklich und sinnvoll wie möglich erleben wollen. Einige Erfahrungen haben wir bereits hinter uns und bestenfalls unsere Schlüsse und Nutzen daraus gezogen. Die Nachkriegsgeneration, zu der ich mich als 1955 Geborene zähle, muss nun erleben, wie die bisherigen finanziellen Sicherheiten des Wirtschaftswunders der Nachkriegszeit sich auflösen, wie Arbeitsplätze wieder einmal unsicher und rar werden, Renten unbezahlbar sind, die Gemeinden, Bundesländer und einzelne Staaten bankrott sind. Durch die einseitige kapitalistische Lebensform stehen wir vor unlösbaren Problemen: immense Verarmung von Massen, Arbeitslosigkeit, dramatische Auswirkungen der jahrzehntelangen Umweltverschmutzung, Ausbeutung der Dritte-Welt-Staaten ...

Hierfür Schuldige zu suchen und zu finden, ist nicht mein Bestreben. Denn menschliche Entwicklungsschübe, das konnten wir im Laufe der Geschichte immer wieder sehen, haben ihre eigene Dynamik. Eine Kultur, eine Staatsform, ein »Ismus« blüht auf, spitzt sich zu, überlebt sich und zerfällt. Daraufhin wird wieder etwas Neues geboren, blüht wieder auf, spitzt sich zu, geht unter und so weiter.

Wir alle sind im Moment mittendrin und Zeitzeugen für diesen Umbruch, diesen Wandel. Für uns, die wir die Wechseljahre durchleben, eine intensive Zeit und doppelte Herausforderung, da sich in uns selbst wie auch in der äußeren Welt alles Bisherige infrage stellt und unter dem Zeichen der Wandlung, des Wechsels und des Umbruchs steht. Vielleicht erleben wir unangenehme und einschränkende Zeiten, in denen sich alles, was wir für sicher erachtet haben – Jobs, Versicherungen, Renten, Immobilien, Firmen, Regierungsparteien – auflösen. Gleichzeitig bedeutet Auflösung: neue Wege, neue Chancen. Im Chaos gebiert sich die Ordnung! Alte Strukturen, Denkweisen und Systeme zerbrechen, neues Denken, neue Wege müssen gefunden werden.

Die Weisheit, dass der Mensch verbunden ist mit allem, was ihn umgibt, und die göttliche Quelle in sich trägt, erweist sich als Trost und Ausweg. Sie sind wie der einzelne Regentropfen des Wolkenbruchs, das einzelne Sandkorn der Wüste, der einzelne Mensch von Milliarden von Menschen. Unverwechselbar und einmalig leisten Sie Ihren Beitrag als Individuum in der Verbindung zum Großen und Ganzen.

Diese Erkenntnis erhellt den Weg zum Paradies. Erst hier wird menschliche Sehnsucht gestillt, erst hier sind wir am Ziel unserer Wünsche und Träume. Das Paradies liegt nicht irgendwo außerhalb. Wir finden es nicht in der einsamen Hütte irgendwo in Kanada, es liegt nicht an der Riviera oder Côte d'Azur, es ist auch nicht auf einsamen Berggipfeln oder im Kloster zu entdecken. Wir können beruhigt die Suche aufgeben und die Hände in den Schoß legen. Das Paradies liegt in jedem von uns, ist nur einen Gedanken weit weg und wir können jederzeit dorthin gelangen. Wir können in der gedanklichen Stille jederzeit das Tor zur Erfüllung unserer Sehnsucht öffnen.

Im Paradies stehen alle Türen offen, die Tafel ist reichhaltig gedeckt, es ist an uns zu nehmen, was so reich bereitgestellt ist. Wir dürfen in Fülle, Freude und Frieden leben, es ist unser menschliches Geburtsrecht. Beginnen Sie jetzt, nur Sie können es tun, nur Sie haben die Macht und die Wahl!

DIE WAHL HABEN

Die mittleren Jahre sind im Allgemeinen der Zeitraum, in dem sich unsere Gedankeninhalte und Sichtweisen verändern. Der eine oder andere Freund, Kollege, Schulkamerad oder jemand aus dem Bekanntenkreis wird jetzt, im gleichen Alter wie man selbst, schwer krank oder stirbt. Man merkt immer deutlicher, dass auch das eigene Älterwerden voranschreitet und der eigene Tod näher kommt. Das Leben wird als endlich erfahren. War man vorher noch mit der Kindererziehung, dem Hausbau, der eigenen Jugend beschäftigt, so wirft um die Lebensmitte herum etwas seinen Schatten voraus, was vorher so nicht existiert hat. Viele reagieren darauf mit Panik, die sich bei Männern in Midlife-Crisis und bei Frauen in Depressionen äußern kann und umgekehrt.

Keiner kann dem Voranschreiten des eigenen Lebens entrinnen, auch Jugendwahn, Weltreisen oder Schönheitsoperationen sind keine Auswege. Wir sind bereits ein großes Stück des Lebensweges gegangen, haben uns selbst kennen gelernt, die eigene Seinsweise, Charakter, Verhaltensmuster, Temperament, Eigenheiten. Auch unsere »Macken« sind uns mehr oder weniger bekannt. Das verschafft uns den Vorteil, mit Umständen und Situationen angemessener umgehen zu können. Wir haben die Möglichkeit zu wählen, wie wir handeln wollen.

Wenn Sie Ihre Ängste kennen, haben Sie die Möglichkeit, sich von ihnen zu distanzieren, weil Sie erfahren haben, dass Sie nicht die Angst sind. Angst ist etwas, das nichts mit Ihnen und Ihrem wahren Selbst zu tun hat. Die Angst entspringt nur einer Vorstellung, sie entsteht aus alten, schweren Erinnerungen und Traumata, die längst vorbei sind. Manchmal sind es nicht einmal selbst erlebte Erinnerungen und Traumata, sondern es sind die Erlebnisse der Mutter oder Großmutter, die die Angst aufrechterhält und nährt. Angst ist ein Symptom, eine Projektion, die Sie kraft Ihrer Gedanken, Ihres Willens fallen lassen, wegschicken und auflösen können. Das alles sind Ängste des falschen Selbst, des Egos, das sich immer bedroht fühlt und immer wieder Angst vor dem Tod hat.

Auf unserem fortgeschrittenen Weg haben wir vermutlich alle eine Ahnung vom eigenen falschen Selbst bekommen. Und wir haben vielleicht auch schon Erfahrungen damit machen können, wie es sich anfühlt, mit Gott, der Höheren Macht oder dem wahren Selbst in Verbindung zu sein, ohne zu wissen, was da geschieht. Wir haben vielleicht Ekstase kennen gelernt, einen Zustand absoluter Glückseligkeit und Wunschlosigkeit, und eine Erfahrung vollkommener Ruhe und großen Friedens gemacht. Das genau ist der Zustand, wenn wir mit der göttlichen Quelle in uns selbst in Kontakt sind.

Wenn wir das wissen, haben wir die Wahl, wie wir selbst sein, leben und uns verhalten wollen. Sie haben es in der Hand, die eigene Lebensqualität zu verbessern, indem Sie positive, bejahende Einstellungen und Gedanken wählen und wirksam werden lassen. Sie können damit sofort beginnen, indem Sie Vergangenes neu bewerten und Vergangenem

Würde, Ehre und Segen verleihen. Voraussetzung dazu ist lediglich ein Umschalten auf die »Herzfrequenz«, damit Ihre liebende Gedankenkraft eingeladen wird.

Niemand zwingt Sie, bestimmte Sichtweisen einzunehmen, bestimmte Gedankenmuster zu behalten oder einmal gefällte Urteile beizubehalten. Wir alle haben die Freiheit, neu hinzuschauen, mit »anderen Augen« zu sehen und die Person zu werden, die wir sein wollen, die wir sind.

DIE KUNST
DER MANIFESTATION

Wie ist es nun möglich, dass sich Wünsche und Träume, die wir alle in uns tragen, erfüllen und real werden? Ein altes magisches Gesetz der Manifestation lautet: »Was da ist, das kommt herbei! Was du siehst, wirst du bekommen!«

Wir alle können uns zu jeder Zeit neu definieren. Wir haben die Möglichkeit, mit dem Willen die Prägungen der Vergangenheit zu verändern. Wir haben die Wahl, das Leben immer wieder neu zu überdenken und unbekannte Wege auszuprobieren. Werden Sie sich darüber klar, wie Sie Ihr Leben leben wollen, welche Wünsche und Träume es wert sind, verwirklicht zu werden.

Positive Imagination, Glücksdenken und Visualisierung sind Kräfte, die die Verwirklichung Ihrer Pläne unterstützen und ermöglichen. Jeder Aktion entspricht eine Reaktion. Sie entwerfen eine Vorstellung, ein Bild Ihrer Vision oder Ihres Wunsches – eine Aktion. Sie leiten damit einen Prozess in der realen Welt ein, es folgt eine Reaktion. Entwerfen Sie positive und klare Worte und Bilder. Ihre Vision sollte im Einklang mit Ihrem bisherigen Leben und Ihren Zielen sein. Vage Hoffnungen, Zweifel und unsichere Ziele sind für Ihren Geist nicht überzeugend.

Leiden Sie zum Beispiel unter der Angst, alt zu werden und nicht mehr attraktiv zu sein, wirft diese Angst Schatten auf Ihre Lebensfreude und Ihr Selbstwertgefühl. Konzentrieren Sie sich daher ganz auf das Bild, das Sie als anziehende, strahlende und interessante Frau zeigt.

Gehen Sie noch einen Schritt weiter: Konzentrieren Sie sich auf die Vorstellung, dass alle Menschen, die Sie kennen, strahlend, anziehend und interessant sind. Damit gehen Sie auf Nummer sicher, denn ein Gedanke ist Energie und da Energie niemals verloren geht, kommt sie zurück. Und wenn der Gedanke an die vielen anziehenden, strahlenden Menschen zu Ihnen zurückkommt, dann wirkt das wie eine Vervielfältigung, wie eine Potenzierung Ihrer Manifestation. Sie können für sich nichts Magischeres tun, als voller Liebe, Glückwunsch und Fürsorge an andere Menschen zu denken.

Wenn Sie sich etwas wünschen, was vollkommen unerreichbar und unmöglich erscheint, dann lassen Sie alle Gedanken an »Es ist unmöglich« fallen und wählen Sie »Es ist möglich«. Sie haben die Macht dazu, Sie sind die Herrin Ihrer Gedanken! Konkretisieren Sie die einzelnen Schritte, die nötig sind, um das Erwünschte zu erreichen, und erstellen Sie ein scharf gestelltes Bild davon vor Ihrem inneren Auge. Kraft unserer veränderten Gedanken können wir eine Veränderung unserer äußeren Lebensumstände herbeiführen. Visualisieren und positives Denken funktionieren. Wie innen – so außen! Positive Veränderungen entstehen nicht von selbst. Solange Sie diesbezüglich keine Ziele und Wünsche haben, hält das Ego das Szepter in der Hand.

Eine weitere Ebene der Verwirklichung ist die Gewissheit zu verdienen, was man sich wünscht. Als Gotteskind berechtigt zu sein, ein glückliches, friedliches Leben in Wohlstand und Erfolg leben zu dürfen. Das beinhaltet das »Erkenne dich selbst«, die Bewusstheit über die eigenen Schattenseiten und ihre liebevolle Annahme. Lassen Sie Ihre Liebeskraft aus vollem Herzen fließen. Im kraftvollen, strahlenden Licht Ihrer Liebe werden all die ungeliebten, abgelehnten Aspekte verwandelt und gesegnet.

Sie sind dazu berechtigt, Wünsche und Visionen zu haben und in die Wirklichkeit zu bringen.

Die größte Lebenskunst ist es, sich voll und ganz dem Lebensstrom anzuvertrauen. Verzichten Sie auf jegliche Erwartung, Forderung oder Widerstand, wie Ihr Leben verlaufen soll. Begrüßen Sie jeden neuen Tag mit kindlichem, staunendem Geist, ganz in dem Bewusstsein aufgehend, dass alle möglichen Wunder auf Sie warten. Stimmen Sie dem Engel Fortunata zu, der sein Füllhorn des Wohlstands, Reichtums und Erfolgs über Ihnen ausschütten will. Fühlen Sie Wertschätzung, Dankbarkeit und Gleichberechtigung mit allem, was Sie umgibt, mit den Menschen, die Ihnen begegnen, mit den Tieren, den Pflanzen, dem gesamten Universum und Sie werden von diesem unterstützt und getragen. Betrachten Sie Ihr Leben als Strom mit Wasserfällen und Sandbänken, als ein stetig wechselndes Szenario, mit all den Möglichkeiten, die sich Ihnen bieten.

Auf der Ebene des Visualisierens und der positiven Gedanken bekommen Sie ein Gefühl von persönlicher Macht, die darin liegt, Wünsche und Visionen zu erkennen, dafür Verantwortung zu übernehmen und sich auf diese Ziele zuzubewegen. Dabei werden Sie im eigenen Innern unweigerlich auf die eine oder andere Blockade treffen. Alles, was Sie an sich ablehnen, taucht nun aus den verstaubten Kontoren des Lagerhauses wieder auf. Alte Verletzungen, Traumata und Verhaltensmuster werden aktiviert. Es geht nicht darum, sich ihrer zu entledigen. Sie müssen vielmehr lernen, sie liebevoll zu umarmen, um dann zusammen mit ihnen Schritt für Schritt weiterzugehen.

Der Lohn für Bewusstheit und Vertrauen ist ein interessantes, erfolgreiches und kreatives Leben. Geben Sie diesbezüglich immer wieder Ihr Bestes, denn es ist für Sie gerade gut genug!

VON DER WALLUNG
ZUR WANDLUNG

An dieser Stelle endet unser gemeinsames Schwimmen im Lebensfluss, Sie setzen Ihren Weg fort und ich den meinen. Gemeinsam haben wir ein Stück des Weges zurückgelegt. Auch wenn sich die Wege nun trennen, bleiben wir in unserem tiefsten Menschsein darüber hinaus verbunden.

Ich habe hier meine Gedanken niedergeschrieben, die mich jetzt in meiner Lebensmitte bewegen, und freue mich, wenn ich Ihnen Anstoß, Impuls und Anregung für Ihren Weg vermitteln konnte.

Es mag für viele an der einen oder anderen Stelle möglicherweise langweilig und wenig erstrebenswert klingen, immer wieder auf die eigene Person, die eigenen Gedanken, das eigene Ego verwiesen zu werden. Wo doch Eltern, Partner, Kinder, Chefs usw. uns verletzt haben, Schuld tragen oder wo Umstände schwierig, problematisch und schicksalhaft waren. Nur, das alles war gewesen und daran kann nicht mehr gerüttelt werden. Außerdem, das verspreche ich Ihnen, ist es äußerst spannend und zufriedenstellend, die Zügel selbst in der Hand zu halten. Führen Sie Regie in Ihrem Leben und übernehmen und tragen Sie die Verantwortung.

Bewusstes Leben ist eine stetig sprudelnde Quelle der Schönheit, des Friedens und der Liebe und auch der Wunder. Schritt für Schritt gewinnen wir immer mehr Einsichten, mehr Weitblick und können einen immer unverwechselbareren Beitrag zum großen Ganzen leisten. Dafür müssen Sie nach vorne schauen, der Vergangenheit zustimmen und Klarheit darüber haben, dass Ihnen Tag für Tag aufs Neue alle Möglichkeiten zur freien Verfügung stehen.

Jeder besitzt in sich, was er zu seiner eigenen Glückseligkeit braucht. Kein Lehrer, Meister oder Guru wird dazu benötigt. Immer, wenn ich meinen Geist und mein Herz öffne, kann ich göttlichen Segen, göttliche Heilkraft und göttliche Gnade empfangen.

Geist und Herz öffnen für das Staunen und die Wunder kann jeder von uns, immer und immer wieder. Allerdings können wir nichts fordern und wir können auch nicht bestimmen, wir können uns nur wie ein Gralskelch öffnen und das, was wir bekommen, dankend annehmen.

Viele Menschen können mit den richtigen Visionen die Welt verändern und sie zu einem Ort voller Wohlstand, Glück und Frieden für jeden Einzelnen werden lassen. Zusammen können wir ein goldenes Zeitalter visualisieren und die erforderlichen Schritte tun, die es dazu braucht. So kann das Überleben von Mutter Erde gesichert werden und auch das unserer Kinder und Kindeskinder und allen, die nach uns kommen.

Frieden, Mitgefühl und Liebe fängt immer im Herzen des Einzelnen an. Wenn wir auf andere warten, passiert gar nichts. Viele Einzelne können sich zu einer starken Gruppe versammeln, die an gemeinsamen Zielen arbeitet und sie ermöglicht. Im Zusammenschluss und Schulter an Schulter können Muster verändert, Fehler wieder gutgemacht und Dinge ins Lot gebracht werden.

Ich wünsche Ihnen und mir Glück und Segen auf der Reise im Lebensstrom, ein vertrauensvolles Mitschwingen durch Höhen und Tiefen, ein liebendes Herz, einen staunenden Geist, der immer wieder auftaucht aus gischtigen Strudeln und gefährlichen Untiefen und glücklich die stillen klaren Wasser der Reife erlangt!

Irmgard Rosa Maria Rauscher bietet regelmäßig
Workshops und Seminare
in Systemischer Therapie nach Bert Hellinger und
zum Thema dieses Buches an.

Informationen:

Irmgard Rosa Maria Rauscher
E-Mail: Irmgard@Dr-Rauscher.de

Internet:

www.dr-rauscher.de/irmgard.html

LITERATUR

Bolen, Jean Shinoda: *Auf der Suche nach Avalon*, München Hugendubel 1996

Brinton, Perera Sylvia: *Göttin der Tiefe*, Interlaken Ansata Verlag 1985

Budapest, Zuzanna: *Königin des Lichts*, Freiburg Bauer Verlag 1987

Francia, Louisa: *Drachenzeit*, München Frauenoffensive 1987

Ford, Debbie: *Die dunkle Seite der Lichtjäger*, München Goldmann Verlag 1999

Hanh, Thich Nhat: *Ein Lotos erblüht im Herzen*, München Goldmann Verlag 1995

Hanh, Thich Nhat: *Schritte der Achtsamkeit*, Freiburg Herder Verlag 1998

Hendricks, Gay: *Bewusster leben und lieben*, München Kösel Verlag 2001

Noble, Vicky: *Mythen, Musen und Tarot*, München Frauenoffensive 1986

Ponder, Catherine: *Heilungsgeheimnisse der Jahrhunderte*, München Peter Erd Verlag 1991

Rauscher, Karl-Heinz: *König sein im eigenen Reich*, Freiburg Bauer Verlag 1998

Rauscher, Karl-Heinz: *Weiterbildung in Systemaufstellungen*, Kimratshofen Glückshof Verlag 2003

Starhawk: *Mit Hexenmacht die Welt verändern*, Freiburg Bauer Verlag 1991

Tolle, Eckhart: *Jetzt! Die Kraft der Gegenwart*, Bielefeld Kamphausen 2002

Weber, Gunthard: *Zweierlei Glück*, Heidelberg Carl Auer Verlag 1993

Ywahoo, Dhyani: *Am Feuer der Weisheit*, Zürich Theseus Verlag 1988

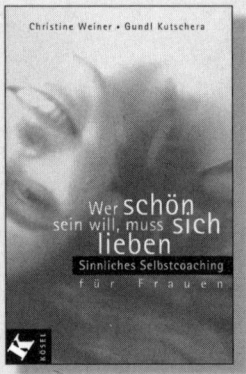
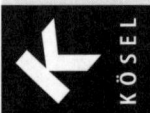